# 「うつ」かもしれない

## 死に至る病とどう闘うか

磯部潮

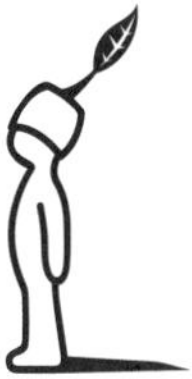

光文社新書

# 目次

# プロローグ

## ＊自殺者の半分以上が「うつ病」

日本で毎年二万人程度で推移していた自殺者数が、平成一〇（一九九八年）に一気に三万二八六三人に急増し、その後も毎年三万人以上の自殺者が報告されています。これは交通事故の死亡者数の四倍以上にも及び、なかでも中高年男性の自殺の多さが目立っています。

この多数の自殺者のうち、なんらかの精神疾患に罹《かか》っていたと考えられるのは、研究者によって幅はあるものの、概ね九〇％以上とされており、そのうち六〇％は「うつ病」であることがわかっています。

近年、厚生労働省は、自殺者の減少を重点項目として対策を講じていますが、その成果は不十分なままです。このことは、交通事故による死亡者の増加が「交通戦争」と呼ばれ、啓蒙活動や横断歩道、信号の建設といった対策によって一定の成果を挙げているのとは対照的です。

さて、多くの「うつ病」の患者さんや、その家族など周辺の人々は、本やインターネットから「うつ病」に関する情報を得ていることでしょう。

そこには、ほぼ確実に、誰でも罹る可能性がある「心のカゼ」であるとか、「薬を服用して休養を取れば治る」とか、「自殺は防げる」などと書かれています。

「うつ病」は確かに急速に日本に蔓延しています。私のクリニックにも、非常に多くの「うつ病」の患者さんが来院しており、その対策が急務であるのは間違いありません。しかし、早く病院にかかれば「うつ」は簡単に治るという最近の風潮には、疑問を覚えます。

「うつ」はそれほど安直な病気ではありません。悪くすれば、死に至る病です。その重篤さを、しっかり認識するべきだと私は思います。

「うつ病」に罹った人のうち、一定数は必ず自殺します。私のこれまでの患者さんでも、少なからず自殺した人はいます。そういう事態に直面すると、私は、「ああすればよかったかもしれない」「こうすれば助けることができたかもしれない」などと考え、強い後悔の念にとらわれます。しかし、どう手を尽くしても、どうしようもなかったと思われるケースもあります。

慙愧《ざんき》の念にとらわれながらも、「うつ病」に罹って自殺してしまった患者さんのことを振り返ってみると、そこにはある傾向のようなものが見えてきます。本書の第六章で詳しく述べますが、自殺した患者さんたちは皆、ある種の「視野狭窄《きょうさく》」に陥っていたのではないか。それが、自殺を促進する大きな因子になっていたのではないかと、私は考えています。

また「うつ病」は、多くの場合、長期化します。なかなか以前の状態にまで回復しません。「うつ」が長期化するかどうかは、その人の背景や性格に拠りますが、それでも共通するような傾向はあります（第二章で後述）。そして、「うつ」は再発も非常に多い病気です。これらのことも、きちんと認識する必要があります。

さらに、一般書などには、必ずといっていいほど「うつ病」の人を励ましてはいけないと書かれています。これも、あまりにも「うつ」を十羽ひとからげに考え過ぎていると思います。確かに、うつ病が悪化しているときに励ますことは厳禁ですが、「うつ」が長引いているときに、ただ単純に「休みなさい」「無理をしてはいけない」と言い続けることは、病状を遷延化《せんえんか》（長期化）させる恐れがあります。タイミングを見計らって、励ますことも必要になるのです。

1、うつは死に至る病である
2、うつは長期化、再発するケースも多い
3、時には、うつの人を励ますことも必要
本書では、以上の三点について、詳しく説明しています。

とくに、「うつ」は簡単に治る、軽い病気であるという風潮は誤りであることを強調したいと思います。読者の皆さんに、「うつ」は、死に至る危険性のある病であることを認識していただき、不幸にも自殺してしまった「うつ」の人たちの事例から、なぜ彼らは死を選択しなければならなかったのかを、考えていきます。それが、彼らの死を無駄なものにしないために、私たちに与えられた課題であると、強く思うのです。


本書の構成は次のようになっています。

まず第一章で「うつ」とはなにかを解説し、第二章で「うつ」の長期化をもたらす要因を考察します。そして、第三章では「うつ」と区別が困難な病気を示し、第四章では「うつ」の治療について詳しく述べます。第五章では「うつ」による自殺について述べ、第六章では人が自殺を選択する理由について考えてみます。

自分自身、あるいは家族や友人の「うつ」について、基礎知識を得たい場合は第一章から、長期化・再発を懸念している場合は第二章から、本当に不調が「うつ」なのかどうか迷っている場合は第三章から、治療のことを詳しく知りたい場合は第四章から、自殺の危険性を感じる場合は第五章から、お読みください。

また、本書では、多くの具体的な「うつ」のケースを紹介しています。発症までの経緯、発症のきっかけと覚しき出来事、治療の推移、予後について、患者さんとのやりとりを含めて、できるだけ詳しく記述しています（もちろん患者さんが特定できないよう、設定は変えています）。ぜひ参考にしてください。

**＊「うつ」のチェックリスト**

どうも「うつ」状態が続いてすっきりしないという人は、まず、次のチェックリストを試してみてください。

これは、ＤＳＭ－Ⅳ（アメリカ精神医学会の診断基準。第一章で詳述）を簡略化したものです。ただ、あくまでも目安ですので、診断は専門家に委ねてください。

以下の九項目のうち五つ以上該当（1か2のどちらかは必ず含まれる）し、それが二週間以上続いていれば「うつ」と判断します。

1、一日中気持ちがしずむ
2、これまで好きだったことが楽しいと感じられない
3、急に体重や食欲が落ちる
4、眠れない、あるいは眠りすぎる
5、ソワソワと落ち着かなくなったり、反対に動作が鈍くなる
6、毎日体がだるく、なにもする気がしない
7、自分をダメ人間だと考える
8、なにも決められなくなり集中して考えられない
9、死にたいと思う

# 第一章　「うつ」とはなにか

## 「うつ」の基礎知識

第一章では、まず「うつ」について、簡単な解説をします。

ただ、これまですでに多くの啓蒙書が出版されていますので、細かい症状の説明などは省きたいと思います。普通に私たちが経験する落ち込みと「うつ」とは、なにが違い、なにが同じなのか。「うつ」の苦しみとはどういうものなのか。「うつ」の人が陥ってしまう思考とは。私たち精神科医は、なにをもって「うつ」あるいは「うつ病」という判断をするのか。「うつ」は世界的に増えているのか。なぜ人は「うつ」になるのか。そもそも「うつ」の原因とはなんなのか。

これらのことを解説していきます。

## ＊「うつ病」と「うつ状態」は連続する

「うつ病」と「うつ状態」に、厳密な区別はできません。誰でも落ち込みが続けば「うつ状態」あるいは「抑うつ状態」と呼ばれる状態に陥ります。単純に言えば、「うつ状態」が深く、長く、広くなれば「うつ病」と呼ばれます。つまり「うつ病」であれば、必ず「うつ状態」は存在します。

そして、私たちの誰もが経験するような日常的な気分の落ち込みと、「うつ病」という診断名が付くほどの深刻な落ち込みとは、区別ができない、連続体のようなものであるという研究もあります。つまり「うつ状態」と「うつ病」との境界は、はっきりしているわけではないのです。私たちの生きている世界では、多くの事柄について異常と正常の区別があいまいなように、「うつ状態」という「状態」と「うつ病」という病気の境目もあいまいです。

一昔前であれば、「うつ病」は精神の病気であり、軽い日常的な気分の落ち込みとは区別することが必要不可欠であり、正確な診断がなされなければ治療はできないとさえ言われていました。けれども、現実にはそうでないし、明確に区分けする必要もありません。

要は、その人にとっての苦痛の程度が問題なのであり、日常生活・社会生活に及ぼす影響の度合いの方が重要だということです。その上で、その人が求めているものを把握し、生活の質を向上させるべく援助をすることが、私たち医療者に求められているのです。

## ＊「うつ」の苦しみを知る

「うつ」の苦しさとは、自分で生き甲斐と感じていたこと、楽しさを享受できていたことができなくなることです。

「うつ病」になった私の友人は、病気になるまでは外科医としてバリバリと働いていました。学生時代から有能で、勉強もできる上にリーダーシップも発揮できるような人間でした。実際に外科医として大学病院で働いているときも将来を嘱望され、海外留学もして、同期の出世頭と見られていました。

しかし、五年ほど前から突然、心身の調子が悪くなってしまいました。大学内での重要なポストに就いたことにより、研究、診療、教育にそれこそ寝る間もないほどの激務が続き、加えて家庭内での子どもの病気もあり、うつ病に罹ってしまったのです。

私は彼の子どものことで相談されたのですが、一〇年ぶりに会った彼は、「もう三年間も働いていない」と言います。彼自身の「うつ病」に話が及ぶと、彼は、「自分の辛さはなかなか周囲に理解してもらえない」と切々と訴えました。

学生時代、テニスプレーヤーだった彼は、社会人になってからもテニスを趣味にしていました。その趣味のテニスでさえ、最悪の状態のときにはまったくする気にならず、「最近ようやく少しできるようになってきた」と言います。

「しかし、趣味ができるなら――遊びができるなら、もう仕事もできるだろうと周囲に思われ、期待されることが、心を刺されるように痛い。皇太子妃雅子様の気持ちが痛いほどわかる」とも話していました。

「テニスができるようになったことは嬉しいけれど、それはあくまで趣味だし、実はそうやって遊んでいても全然楽しくない。自分はほんとうに切実に働きたい。でも仕事をしようとすると体が思うように動かない」

「仕事をしたいと夢にまで見る。仕事の夢を見て、できない自分に悲鳴をあげて目が覚め、そのときは汗をぐっしょりかいている」

学生時代の彼をよく知っている私には、彼の現在の苦しみが痛いほど伝わってきました。あれほど快活で有能だった人間がこれほど苦しんでいるという現実が、私にはかえって現実感がないほど、痛切に心に沁みてくるのです。

精神科医として長年働き、「うつ病」についてはよく知っているつもりでしたが、あらためてこの病気の恐ろしさや重篤さ、「うつ病」で苦しんでいる人の辛さや苦しみを痛切に感じました。

私も友人が「うつ」になってほんとうの意味で——教科書に載っている単なる気分の落ち込みという表面的なものではなく、実体験に近い形で——「うつ」に直面し、彼らの内面はかくも深き悩み、苦しさ、辛さに満ちていたのかと、考えさせられました。つまり「うつ」とは、日常私たちが体験するような気分の落ち込みとは、その深さ、辛さ、継続性という意味で本質的に異なるのです。

私たちも気分が乗らない、やる気がしない、めんどうだと、しばしば感じると思います。それでも、歯を磨かないとか、何日もお風呂に入らないとか、食事も摂らずに何日も寝たきりになることはありません。

「うつ」の人と私たちとが決定的に違うのは、そこに罪悪感が生じていることです。彼らは「できない自分」を責めます。「まあいいか」と思うことはできません。これが「うつ」の人が感じる「辛さ」なのです。

## *「うつ」の人が陥る思考

「うつ」になった人は、多かれ少なかれ物事に対する見方が歪んできます。物事をどう見るか、どう捉えるかによって、当然、人間の気持ちは異なります。上述の私の友人も、「うつ」のときには少しのことで極端に落ち込むし、なんでも自分が悪いような気持ちになってしまうと話していました。

論文の内容について教授に指摘されたとき、「普段の自分だったら、指摘された内容を吟味して論文に反映しようとするのだけれど、そのときは、こんなことも解決できない自分はなんて才能のない人間だと考えてしまい、それ以上論文は進まなくなってしまった。患者さんの術後の経過が少しでも悪いと、すべて自分が悪いからこうなったと決め付けていた。そうするうちに、自分はほんとうになにもできない人間で、すべてを失ってしまうのではないかという考えに一日中囚われるようになってしまった」と言います。

誰もが、教師や上司に叱責された経験はあると思います。そういうとき、自分のことを考えて叱責してくれたと前向きに捉えるか、自分はなんてダメな人間なんだと後ろ向きに捉えるかで、気分は大きく異なります。

確かに、私たち誰もが、そのときの自分自身の心の状態によっては、前者のように考えたり、あるいは後者のように考えたりもするでしょう。叱責された人との関係性で、捉え方が異なることもあるでしょう。しかし「うつ」の人の思考は、それとは異なり、あまりにも現実と乖離《かいり》しているのです。

私の友人も、「少し心に余裕のできた今から思うと、自分が手術をしてもいない患者さんのことでどうしてあそこまで思い詰めたのかわからない。それに、教授の指摘はいつも的確で、論文を否定しているわけではまったくないのに、自分でダメだと決め付けてしまった。ほんとうに馬鹿げたことだ」と振り返っています。

このように、人は「うつ」になるとそれまでとは異なる物の見方をしてしまい、身のまわりのあらゆることを否定的に捉え、気持ちが落ち込んでしまうのです。

なかには、「自分はもともとこういう悲観的な物事の捉え方をしている」という人もいるでしょう。でも、その人は生活全般にわたり、いつも必ずそうしているわけではないはずです。もし本当にそうなら、普通の日常生活・社会生活を送ることはできません。

**＊「認知の歪みの定義」**

ここでは、アメリカの精神科医でうつ病の専門家であるデビッド・D・バーンズが、その著書『いやな気分よ、さようなら』で挙げている一〇の「認知の歪みの定義」を紹介します。私がこれまで診てきた「うつ」の患者さんの多くに、この一〇の認知の歪みをすべて認めました。

1、全か無か思考

いわゆるall or nothing思考で、白か黒かのどちらかに決めてしまう。完璧でないと気が済まない。少しのミスも命取りだと考えてしまう。

2、一般化のしすぎ

たった一つの良くないことを取り上げて、世の中はすべてこういうふうだと考える。そのため、先の見通しのすべてが悪く思えてしまう。

3、心のフィルター

たった一つの良くないことにこだわり、そのことばかりくよくよ考え、現実を見る目が暗くなってしまう。ちょうど、たった一滴のインクがコップ全体の水を黒くしてしまうように。

私がこの話を患者さんにすると、皆、必ず強く頷《うなず》きます。

4、マイナス思考

良いこともすべて悪いほうに考えてしまう。良いことはたまたまで、次は必ず悪くなると考えてしまう。これでは毎日の生活がすべて暗くなってしまいます。

5、結論の飛躍

根拠もないのに悲観的な結論を出してしまう。

A、心の読みすぎ——なにか言われたことを、否定的なことだと早合点してしまう。それが確かな忠告であっても、自分は価値がない人間だと言われたような気がしてしまう。

B、先読みの誤り——事態は確実に悪くなると決めつける。これは現実を無視した形で現れる。自分の病気はぜったいに治らないとか、お金がなくなって生活できなくなるとか、現実的にそんなことはありえず、周囲にどれほど大丈夫だと言われても、悪くなると決めつけてしまう。

6、拡大解釈（破滅化）と過小評価

自分の些細な失敗を過大に考え、自分の長所を過小評価する。少しミスをしては、ほんとうに自分は能力のない人間だと考え、周囲の人から気配りのある人だと言われても、誰でもそうだなどと考えてしまう。

7、感情的な決めつけ

周囲の人に、どれだけ「そんなことはない」「大丈夫だ」と言われても、自分がそう感じているから、それは確かなことだと決めつけてしまう。

8、すべき思考

なにかしようとするときに「〜すべき」「〜すべきでない」と考えてしまう。そして、そうしなければ罰を受けるのではないか、悪いことが起きるのではないかと思う。

9、レッテル貼り

少しでもミスをすると、どうしてミスをしたのかを考えるよりも、「自分はダメな人間だ」

「自分は能力がない」とレッテルを貼ってしまう。

10、個人化

悪いことが起こったとき、自分にまったく非がないような場合でも、自分のせいで悪くなったと感じてしまう。

以上の一〇の認知の歪みは、「うつ」の人が必ず陥る思考パターンです。これらの歪みが存在するがために、「うつ」の状態が容易に改善しないのです。さらにこれらの認知の歪みが残存すれば、社会復帰への足枷《あしかせ》にもなります。しかし「うつ」が治るときには、これらの認知の歪みも、自然に、より現実的な思考へと変わっていきます。

## 「うつ」の診断

### ＊ＤＳＭ―Ⅳの診断基準

うつ病かどうかの診断を、私たち精神科医がなにを基準にして決めているのかを説明したいと思います。

これまで拙著のなかで何度もお話ししていますが、世界中の精神科医が、アメリカ精神医学会の作成したＤＳＭ－Ⅳという診断マニュアルを参考にしています。

ＤＳＭ－Ⅳが世界的に流布した効用として、世界中の精神科医が同じ基準で診断することが可能になりました。つまり、診断にばらつきが生じなくなったということです。その一方、あまりに簡便に診断ができるため、精神障害と診断される人が爆発的に増加したという面もあります。

このような功罪はありますが、精神科医はＤＳＭ－Ⅳという診断基準を普段から用いています。ここでもそれを紹介します。

「うつ」の場合、ＤＳＭ－Ⅳには「大うつ病エピソード」という診断基準があります。「大うつ病エピソード」の基準を満たせば、「うつ」ないし「うつ病」であるということは可能だと私も考えています。

ＤＳＭ－Ⅳの診断基準では、九つの抑うつ症状を挙げています。そして、そのうち「抑うつ気分」か「興味、または喜びの喪失」のどちらかの症状を含めて、五つ以上の症状が二週間以上続き、そのために社会的な機能が果たせなくなっていたり、著しい苦痛を感じたりしている状態を「大うつ病エピソード」と呼んでいます（プロローグのチェックリストは、この診断基準を基に作成しています）。

ここでは、具体的に二つの典型的なうつ病のケースを紹介し、そのなかで九つの個々の症状について、述べていきたいと思います（文中のカッコ内の数字は、それぞれの症状に対応）。九つの抑うつ症状については、後ほど詳しく説明します。

### 典型的なうつ病1　四〇歳代男性、Aさんのケース

Aさんは、現在四五歳の男性です。私のクリニックへ通院してから約一年です。

職業は中学校の教師。性格は真面目、几帳面、人に気を遣いすぎるという自己評価をしています。小学校から大学を卒業するまで、優等生で羽目を外すこともなく、他人のために世話役を買って出るような人間だったといいます。

学生時代を通じて厳格な両親から「他人に迷惑をかけるな」「コツコツやっていれば必ず報われる」「努力を継続することが大切だ」といつも言われていました。

大学卒業後、Aさんは教師になりました。やりがいのある仕事だと本人も自覚し、クラブの顧問や生徒指導など、他の先生が嫌がる仕事も率先してやり、生徒や同僚からも信頼され

ていました。二五歳で結婚し、一男一女をもうけ家庭生活も順調でした。

四〇歳を過ぎてから、学年主任など、責任ある業務を任されるようになりました。四二歳から、転勤で荒れているといわれる中学校へ赴任し、生徒指導主任と学年主任を兼任することになりました。Aさんは懸命に働き、休日や夜中も繁華街を見回りに歩くような生活を二年ほど送りました。

生徒指導主任として三年目に突入し、日々疲れていると感じながらも、夏休みまではこれまでどおりの生活を送っていました。しかし二学期に入った九月から、朝起きるときに体のだるさが抜けないと感じるようになりました（6）。夜間の見回りや休日のクラブ指導なども、以前より億劫（6）になり、朝食もほとんど手を付けることができなくなっていきました（3）。しだいに気分が塞ぎ込むようになり、家でも話すことが少なくなりました（1）。妻には「やる気がしない」「仕事に行きたくない」「何をしていても楽しくない」とこぼす（2）（6）ようになり、それまで弱音など吐いたことのなかったAさんの変貌ぶりに、妻は驚きました。

気分の落ち込みはとくに午前中に強く、夕方になると少し緩和するという状態（1）がしばらく続き、一〇月になってからは、終日気持ちが落ち込むようになりました（1）。

趣味だったジャズの鑑賞もまったくしなくなり（2）、食事をするとまるで「砂を噛んでいる」ようにさえ感じられるようになりました（3）。お酒を飲んで無理矢理寝ても、夜中に目が覚めて仕事のことを考えてしまい、朝まで悶々として過ごし（4）、疲れが蓄積されていきました。

それでもなお、Aさんは仕事の責務を全うしようとして焦るのですが、結局なにもできないため、妻に対して弱音を吐いたかと思えば、イライラして声を荒らげるようにもなりました（5）。妻は、それまでの温厚なAさんとは打って変わった姿に、愕然としたと言います。

ついには、「学校が荒れているのは自分の能力がないせいだ。自分のこれまでの生徒指導はすべて間違いだった。自分がなにかしようとすれば、それはすべて失敗につながってしまう」と話すようになりました（7）。「なにも考えられないし、なにも決められない」とも妻に訴えるようになりました（8）。

「自分には生きている価値がない」「学校をこんな状態にしたのは自分のせいだから死んでお詫びするしかない」と話す（9）ようになったため、妻はAさんに精神科への受診を強く勧め、Aさんはもう自分ではどうすることもできないと観念し、ようやく受診に至ったのです。

Ａさんは典型的なうつ病であり、ＤＳＭ－Ⅳに掲載されている大うつ病エピソードの九つの症状を、すべて満たしています。多くのうつ病の人は、Ａさん同様、すべての診断基準を満たします。

その後、Ａさんは、半年間休職したのち職場に復帰しました。現在も服薬を継続していますが、安定した生活を送っています。仕事をしすぎることのないよう、気分転換をすることを心がけながら、暮らしています。

### 典型的なうつ病2　四〇歳代女性、Ｂさんのケース

Ｂさんは、現在四二歳の女性です。私のクリニックへ通院して約二年です。

Ｂさんは地方公務員で課長職をしています。地元の国立大学を卒業後、地方上級公務員として就職しました。男性に負けることなく、残業、休日出勤も厭《いと》わずに働き続けました。昇任試験も同期の誰よりも早く合格し、四〇歳で課長職に就きました。

二人姉弟で弟が一人いますが、少し不真面目な弟とは対照的に、なんでも几帳面にこなし、成績はいつも優秀でした。父親は教師でしたが、自らは行政に興味があり、公務員を志望し

たのです。

課長に昇進した頃から、Bさんは、「これまでの自分の人生で、心の底から楽しかったといえることなどなかった」と考えるようになりました。結婚もせずにキャリアを積んできたのが虚しく思えるようになったのです。さらに、世の中では自分のような人間は「負け犬」と呼ばれていると知り、愕然としました。

Bさんは、「自分は負け犬などではない。キャリアも積んで地位もある。趣味だって、バイオリンを子どもの頃から習ってきて、市民楽団にも所属している。友人だってたくさんいる。年収もあり、お金に不自由することはない。自分のこれまでの人生は間違ってなどいない」と自らに言い聞かせるのですが、どうしても自分の将来が明るいとは思えなくなってしまったのです。

しだいに、なにをしていても、これでいいのかと考え込むようになり、仕事にも身が入らなくなっていきました（8）。その頃から朝、仕事に行こうとすると体のだるさを感じ、疲れがとれないと自覚するようになりました（6）。夕食は、まだ食べられるのですが、朝食と昼食は、喉が詰まったような感じがして進まなくなり、一カ月で三キロ体重が減少しました（3）。

なんとか気分転換をしようとして、友人と演奏会や好きな映画に出かけても集中できず（8）、休日にも出かける気がしなくなり、家に閉じこもるようになりました（2）。

さらに気分の落ち込みも激しくなり、「自分の将来にはなんの希望もない。日々の生活はほんとうに憂うつで億劫だ（1）」という考えに支配されるようになっていったのです。

それでも気力を振り絞って仕事を続けていたのですが、集中できず、記憶力も衰え、決断できない（8）場面が増えていきました。そのため、ときにイライラして部下を激しく叱責した（5）かと思えば、一日中ボンヤリしていたり（5）して、周りからも、人柄が変わったように見えました。

みかねた上司が、精神科を受診するように勧めましたが、「自分は断じて病気などではない。自分の能力が不足しているからできないだけ」と拒否しました。

しかし、それからの一カ月間は夜もほとんど眠れず（4）、「予算の作成が遅れているのはすべて自分のせいだ。これまでの自分の人生はすべて失敗だった。自分が役所に入ったために、さまざまな面倒が生じた」などと、強い罪責感にとらわれるようになったのです（7）。

ついには死んでお詫びをするしかないと考えるようになり（9）、死ぬ前に両親にこれまでのお礼を言わねばと考え、実家を訪れました。両親は顔色も悪く、急激に痩せた、変わり果てたBさんに驚き、ただ事ではないと考え、Bさんは拒否したものの、私のクリニックへ連れてきたのです。

Bさんも、先のAさんと同様、典型的なうつ病の人です。大うつ病エピソードの九つの診断基準をすべて満たしていました。

BさんもAさんと同じように三カ月間休職し、実家に戻って休養しながら、服薬することによって、急速にうつは改善されました。

現在、服薬通院は継続していますが、もとの課長職に復帰してバリバリと働いています。ただ、以前のように気負うことなく、オーバーワークにならないように気をつけながら、そして趣味をこれまで以上に楽しみながら、生活しています。

### ＊九つの抑うつ症状

次に個々の症状について、若干の説明を加えたいと思います。

#### （1）抑うつ気分

うつの人のほぼすべてに現れる症状です。「憂うつ」「悲しい」「涙がわけもわからず溢れてくる」「落ち込んでどうしようもない」などと表現されます。ただし、人によって表現の仕方は異なりますし、表面的には、体のだるさのみを訴えることもあります。

### (2) 興味や喜びの消失

AさんやBさんのように、趣味や余暇の活動に関心が薄くなり、そのことを楽しめなくなってしまいます。そしてしだいに、自分の殻に閉じこもるようになります。

### (3) 食欲の減退または増加

たいていのうつの人は食欲が減退します。Aさんのように「砂を噛んでいる」と表現することもあり、無理矢理に口にねじ込んで食べているという場合が多く、量は摂取していても、味がわからず、美味しく食べていることはまずありません。

食欲が増加することもありますが、多くの場合、甘いものばかりを食べたりするなど、偏ってしまいます。

## （4）睡眠障害（不眠または睡眠過多）

ほとんどのうつの人は不眠を訴えます。とくに、途中で目が覚めて眠れない「中間覚醒」、朝早くに目が覚めてしまう「早朝覚醒」、ぐっすり眠れない「熟眠障害」を併せて訴えることが多くみられます。寝つきは比較的良い場合もありますが、入眠困難を訴えることも少なくありません。

もっとも典型的な不眠は、朝早くに目が覚め、布団のなかで起き上がることもできずに悶々として過ごし、苦しんでいるタイプです。

寝すぎてしまう「睡眠過多」もみられますが、不眠に比べれば、圧倒的に少数派です。

## （5）精神運動の障害（強い焦燥感・運動の制止）

うつの人は、それまでのその人の行動とは打って変わったようにダラダラと動いているように見えたり、話し方が極端にスローモーになったりします。あるいは、ぎくしゃくとしたロボットのような動作になり、まるで体にギブスを巻きつけたかのようになります。これを精神医学用語で「精神運動制止」、あるいは単に「制止」と呼びます。

これとは逆に、AさんやBさんのように、それまでとは別人のようにイライラして怒りっぽくなったり、落ち着きなくソワソワしたり、突然声を荒らげたりすることもあります。
うつといえば「制止」がイメージ的に結びつきやすいのですが、実際の臨床では「制止」よりも強い焦燥感のほうがよく見られます。

### (6) 疲れやすさ・気力の減退

しばしばうつの人は、「体に鉛を埋め込まれたようだ」という表現をします。それほど体のだるさは激烈なもののようです。なにをしていても疲れるし、どれだけ寝ても疲れが抜けないと訴えます。

気力の減退は生活全般に及びます。つまり、仕事や家事だけでなく、必要最低限のことさえできないこともあります。たとえば、歯磨き、着替えなど、身だしなみに気を遣うどころではなく、ひどいときには、トイレに行くのさえ非常に時間がかかったりします。

### (7) 強い罪責感

上述のように、うつの人の思考パターンがより極端なものとなり、自らの罪責感に苦しむようになります。周囲からは、「なんて馬鹿なこと」と思えるのですが、うつの人にとっては、強い痛みを伴って自らに降りかかります。会社の業績が上がらないのは、すべて自分が悪いのだというような途方もない考えに囚われたり、あげくのはてには、不況そのものが自分のせいであるというような現実離れした罪悪感さえ抱きます。ほんとうに痛々しいことです。

### (8) 思考力や集中力の低下

この症状は、仕事をしているうつの人によく見られます。それまで仕事ができると他人から思われ、自分でも頑張っていた人が突然、決断や判断ができなくなったり、仕事に集中できなくなったり、信じられないようなポカをしたり、記憶力が鈍って新しいクライアントを覚えられなくなったりするのです。これには周囲の人が驚くとともに、本人がこの変化に言いようのない焦りや悲しみを感じるのです。

### (9) 死への思い

文字通り「死にたい」という気持ちです。これまで述べたように、「うつ」になれば「死にたい」という気持ちがほとんど必ずと言っていいほど生じます。「うつ」を治すことによって防げる死もあるということを、私たちは肝に銘じなければなりません。

## ＊うつ病の世界的増加

うつ病は世界的に増加しています。慶応大学医学部の精神科医である大野裕先生の『「うつ」を治す』からの引用を紹介します。

ワイスマン教授を中心とする研究グループは、一九七〇年代半ばから一九八〇年代後半にかけて、北米、プエルトリコ、西ヨーロッパ、中東、アジア、環太平洋地域で、三万九〇〇〇人の地域住民に対する疫学調査と四〇〇〇人を対象とする家族調査を行いました。その結果、すべての国でうつ病にかかっている人が増えていること、うつ病は各国の歴史や社会情勢、経済状況といった社会文化的な要因を受けて発症すること、さらには現代社会がそれだけストレスの多い社会だということがわかったのです。

わが国についても、厚生労働省の統計によれば、うつ病などの気分の障害があると医療機関で診断された人の数は、昭和五九（一九八四）年に一〇万人弱だったのが、平成六（一九九四）年には二〇万人強、平成一〇（一九九八）年には四三万人に急増しています。

このように「うつ」は、日本を含め世界的に増加しています。ただ、増加している理由は、まだよくわかっていません。

子どもの「うつ」についても、近年、しばしば報告があります。私の臨床的な実感としても、「やる気がしない」「元気がでない」と訴える子どもたちは増えているような気がします。ただ、それらの子どもたちは、「うつ病」というより、将来への希望が持てない「うつ状態」に過ぎないという印象です（もちろん、そこから「うつ病」に移行する可能性もあります）。報告は確かに増えていますが、実証的な証拠はないのが現状です。

## ＊なぜ人は「うつ」になるのか

医学者による「うつ」に関する記述は、紀元前五世紀のヒポクラテスのものが最古とされています。古代ギリシアでは「うつ」は「メランコリー＝melancholia」（黒胆汁）と呼ばれ、胆汁が「うつ」をもたらすと考えられていました。

しかし、この長い歴史をもつ「うつ」が急増したのは、実はつい最近のことです。これはなぜなのか。そしてなぜ人は「うつ」になるのか。さきほどに述べたように、その答えは得られていません。

上述のワイスマン教授らの言うように、「うつ」の要因が歴史や社会情勢、経済状況という社会文化的なものならば、たとえばヨーロッパならルネッサンスや産業革命、日本ならば明治維新など、歴史的変革時に「うつ」が急増したはずです。けれどもそのような記述は、私が知る限り存在しません。

ではなぜ、現代になって「うつ」が急増しているのか。これについての正しい答えは現在、得られていないし、そもそも正解はないのかもしれません。ただ、このことを考えることが、なぜ人は「うつ」になるのかに関するヒントを与えてくれるように思います。あくまでも私見ですが、私なりの考えを述べることにします。

「うつ」というのはある意味、人間の正常な反応の一つです。喜怒哀楽の「哀」であり、私たちの日常に溢れています。

ではなぜ「哀」だけが突出するのか。実は、こういう疑問の立て方に最大の陥穽《かんせい》があるのではないか。つまり「哀」の突出ではなくて、「喜怒楽」の低下による「哀」の相対的増加こそが、「うつ」をもたらしているのではないかと私は思うのです。

人間の基本的な感情である「喜び」「怒り」「楽しさ」は、ある意味、積極的な他人との関わりのなかでしか産出され得ないものです。それに対して「哀しさ」は、積極的な他人との関わりからだけでなく、関わりから撤退することでも産出されます。

つまり、対人的な関わりの希薄さの先鋭化こそが、「うつ」の増加を促進させている最大の因子ではないかと、私は思うのです。戦争のときに「うつ」が減るとされるのは、戦時中は人々の結びつきが強くなるからかもしれません。

現代は価値観の多様化した社会だと言われています。そして思考力に若干の柔軟性を欠くとされる「うつ」の人たちは、そのような価値観の急速な変遷に対応することが困難であるために、「うつ」になると考えられてきました（つい一〇年程前までは、診断根拠として、「うつ」になりやすい性格――「病前性格」――が重視されていました。価値観の急速な変化に耐えられないために「うつ」になるというのは、「病前性格」があると想定した上での仮説です）。そういう一面も確かに存在するでしょう。

けれども、上述のように、長い歴史において価値観の急速な変遷はいくつも起こっていますが、現代ほど「うつ」が増加したという歴史的記録はないのです。

すなわち、価値観の多様化だけで「うつ」の急増を説明することは不可能です。そこには、「対人関係の希薄化」による「哀」の相対的な増加が加味される必要があるように思います。

人がなぜ「うつ」になるのか。それは、現代社会の価値観の多様化に「対人関係の希薄化」が相俟《あいま》って、人が「うつ」になりやすい状況、つまり、誰もが「うつ」になる可能性のある社会が形作られたためだと、私は思うのです。

## ＊うつの原因

「うつ」の原因として、「セロトニン仮説」（セロトニンという脳内における神経伝達物質の減少がうつの発病に関与しているという仮説。第四章で詳述）は有力です。けれども、セロトニン仮説だけでは説明は不可能です。

もしそれで「うつ」が説明できるならば、セロトニンを補う薬ですべての「うつ」が治ることになります。しかし、現実にはそのようなことはまったくありません。

「うつ」の原因として、なんらかの脳の可塑性《かそせい》（ある限界以上の力を加えると変形し、力を除いても元に戻らない性質のこと）のようなものが関与していると私も考えています。なにか脳の脆弱性《ぜいじゃくせい》が根底にあり、そこに精神的なダメージが加わって「うつ」を発症するのではないでしょうか。精神的ダメージが脳に影響を与えることは、これまで様々な研究で実証されていますが、それだけで「うつ」を発症するわけでもありません。根本的に「うつ」の原因はわかっていないのです。

また、薬が効かない「うつ」は、第三章で後述するように、「うつ」と区別困難な人格障害や認知症であったりするケースもあります。しかし、臨床で多くみられる薬が効かないケースは、確かに「うつ」だけれども、薬が効かない「うつ」なのです。なぜ薬が効かないのか、理由はわかっていません。

# 第二章　長期化する「うつ」

## ＊カゼのようには簡単に治らない

うつ病は「心のカゼ」などと言われるように、基本的に短期間に回復する疾病《しっぺい》であると考えられています。確かに多くのうつ病は、数カ月（概ね三カ月以内）で回復します。しかし、二〜三割の人、つまり四人か五人に一人は、三カ月以内に回復せず、その結果、日常生活や社会生活に多大な損失を被ることになります。

さらにうつ病の長期経過についての最新の研究でも、二年以上「うつ」が続くケースが、一三〜二一％もあるとされています。これは一般に考えられているより深刻な事態です。しかも、これは単に「うつ」が長引いたケースの割合であり、再発の数字は含まれていないのです。

再発についても、驚くべきデータがあります。初回の「うつ」が治療の結果回復し、服薬を中止した場合、その後の二年間の再発率は約五〇%もあります。そして、二回目以降の「うつ」が再び回復し、服薬を中止した場合、その後の二年間の再発率は、なんと約九〇%にもなるのです。

「うつ」を「心のカゼ」と安易に考え、放っておいたり、ちゃんと対処しなかったりするとどれだけ危険か、おわかりいただけると思います。

再発は、「うつ」の人にとって多くの場合、初回よりもさらに辛さが増します。やっと治って、以前の生活に近づいてきたなと思った矢先に、また絶望のどん底に叩き落とされてしまうからです。

カゼと違い、「うつ」はなかなか周囲の理解を得られません。カゼならどんなにひどくても四、五日休めば、以前となんら変わりなく回復し、元の生活に戻っていくことができます。しかし「うつ」の場合、外見上、なんら問題はなく、外出などもできるがために、怠けていると思われがちです。「うつ」の人は、病気自体の辛さに加えて周囲の無理解という二重苦を背負わされているのです。

そして、半年以上も仕事をせずに過ごしていると、「うつ」の人はしだいに孤立し、余計に病状の長期化を招いてしまうという悪循環に陥ってしまいます。

ここでは「うつ」の長期化したケースをまず紹介します。

## 「うつ」の長期化　四〇歳代男性、Cさんのケース

Cさんは四一歳の男性で、私のクリニックへ来てから、半年ほど経過しています。

Cさんは地元の国立大学を卒業したあと、自動車会社のシステムエンジニアとして就職しました。几帳面で、粘り強く物事に取り組むような人で、社内での信頼も篤く、三八歳のとき同期のなかでも早く課長職に昇進しました。

家族は、パート勤務の妻と一男一女がおり、家庭内も円満でした。Cさん自身も、やりがいのある仕事と安らげる家庭に満足していました。

課長となり、新しいプロジェクトを任され、三〇人ほどの部下とともに、熱心に仕事をしていました。しかし、部下の一人が社内の機密情報を漏洩《ろうえい》する事件を起こしたのです。

Cさんは部下の失態を取り戻すべく、プロジェクトを一からやり直すために東奔西走し、ほとんど毎日、帰宅せず、徹夜に近い状態で一カ月間、仕事を続けました。しかし、結局、プロジェクトは白紙撤回されてしまったのです。

Cさんは大きく落胆しました。さらに追い討ちをかけるように、Cさんを可愛がってくれ

ていた上司も責任を取らされる格好で、関連会社に出向になりました。Cさん自身も、肩書きや待遇はそのままですが、部下のいない部署に配置転換されてしまいました。

それから、Cさんは、体の疲労感が抜けなくなるようになりました。「体が思うように動かず、他人の体を借りているようだった」と後に語っています。しだいに自分を否定し始め、「会社にとって自分は不要な人間であり、会社に多大な迷惑をかけたので、死んでお詫びをしなくてはいけない」と言い出しました。仕事にもまったく身が入らず、ミスを連発しました。

家では悶々と難しい顔をし、それまで温厚な性格で怒ったりしたことなどなかったのが、突然イライラして怒鳴ったり、そうかと思えば気持ちが落ち込んで「なにもしたくない」と訴えたり、明け方に眠れずにウロウロしたりします。食欲も低下して、体重も落ちました。

さすがに妻が心配し、Cさん自身もこのままではいけないと思い、家から近い総合病院の精神科を受診しました。そこでは、とりあえず会社を休むこと、薬を服用することを勧められたのですが、Cさんは、「自分が休むと会社が回らない」と強く主張し、頑として休職を受け入れませんでした。

さらにCさんは、「薬で自分の心が変わり、別の人間になってしまうのではないか」という不安を覚え、医師から出された薬も飲んだり飲まなかったりの状態を続けました。当然、病状は回復しません。それでも会社を休まず、自分勝手に安定剤と睡眠導入剤を服用し、「毎日が辛い」とこぼしながら、日々過ごしていました。

妻も子どもたちも、人が変わってしまったCさんがなにかとすぐ怒るため、だんだんなにも話さなくなり、Cさん自身は、そのことも気に入らず、さらに怒り始めたりするのです。

そのような状況が一年半ほども続きました。Cさんの仕事の能率の悪さを黙認してきた会社も、ついにCさんに転勤を命じました。Cさんは落胆し、その夜、自宅へ帰らず、車に乗ったままどこかへ行ってしまったのです。

一週間後にようやく帰宅しましたが、憔悴《しょうすい》しきっており、「死のうと思ったが死ねなかった」と言ったそうです。そして、今度はきちんと病気を治そうと夫婦で話し合い、私のクリニックを受診したのです。

私は、Cさんに、とにかく今は休養が必要なので、仕事を休むことを勧告しました。Cさんも納得し、休職に同意しました。

薬も定期的に飲むように促し、自殺を強く考えたり、服薬できないなら入院しなければならないと話しました。妻に対しても、Cさんをしばらくは監視する必要性があること、急変があればすぐに私に連絡することを伝えました。

家族や私の強い説得によって、ようやくCさんは仕事を休み、薬を定期的に服用するようになったのです。

しだいに、Cさんの状態は好転してきました。休職当初は、終日寝てばかりいましたが、一カ月ほど経つと昼間に散歩するなど、外出ができるようになりました。二カ月目からはテレビを見ることができるようになり、三カ月目からは朝刊に目を通せるようになりました。

Cさん自身も仕事に復帰したいと考えるようになり、職場の人事の人とCさんと私の三人で、話し合いを持ちました。

私は復職に際して、「当初三カ月間は、残業と休日出勤を控えること、その後も半年間は、精神的負担の少ない仕事に就くこと」を勧めました。幸い会社もその条件を受け入れ、Cさんは職場に復帰できました。

現在、Cさんは復職三カ月目ですが、仕事を継続しています。

「以前の半分も仕事をしていないし、頭も思うように働かないけれど、今はボチボチとやる時期だと自分に言い聞かせています」

「自分はうつ病だったので、とことん悲観的な思考になってしまったのだと今になれば思えるけれど、当時はそうは考えられなくて、自分が落伍者になってしまうのが怖かった。でもこれからはうつ病と上手に付き合っていこうと思っています」と言っています。

**＊不十分な治療が長期化の要因**

Cさんは、二年近く「うつ」が続き、幸いにも現在は症状が軽くなりつつあります。

このように「うつ」が長期化したのは、初回の治療が不十分だったことが最大の要因だと考えられます。本人が頑としてうつ病であることを受け入れなかったこともあるのですが、なんとしても十分な治療を受けさせるべきでした。なぜなら、Cさんは一歩間違えれば自殺していたかもしれないからです。

Cさんについては、再発が懸念されますし、「喉もと過ぎれば熱さ忘れる」ではないけれども、自分で良くなったと判断して、私に相談なく服薬を中断するかもしれないので、家族と連携しながら、当面は服薬を継続するように見守るつもりです。Cさんのように、病気であることを否認しがちな人は自尊心がかなり強く、勝手に薬を中断してしまうことが多いのです。

「うつ」が慢性化する最大の要因は、このケースのように、不十分な治療にあると指摘され

ています。他に「うつ」が慢性化する要因としては、

・高齢者、あるいは女性である（高齢者は「うつ」を治すための生き甲斐を見出しにくく、女性は身体症状が遷延化しやすく、薬が奏効しないため）
・治療開始までの期間が長い
・幻覚・妄想のような統合失調症様の症状が出現する（このような「うつ」は重篤であり、薬の有効性が低いため）
・家族にうつ病の既往がある（このようなケースでは、「うつ」が重篤なことが多いため）
・社会的な支持が得られていない（存在価値が保証されている居場所がない）
・身体疾患が存在する

などが、挙げられます。

適応障害と「うつ」

**＊類似と違い**

「うつ」ではないですが、出現する症状は「うつ」に類似しており、通常は六カ月以内で症状が改善するといわれている「適応障害」について、少し述べたいと思います。「うつ」ではないと書きましたが、その治療方法は、薬を含め、原則的に「うつ」に準じます（「うつ」の治療法は第四章参照）。

読者の方もよくご存じのように、皇太子妃雅子様の「適応障害」が長期化しています。なぜここで「適応障害」を取り上げるのかといえば、その回復過程が、「うつ」が長期化した場合の回復過程とよく似ているからです。

なかなか症状が良くならず、良くなったかと思えば、また後退するという一進一退のもどかしさ。周囲の無理解、あるいは誤解。本人の苦しさ、辛さ。これらは、長期化した「うつ」の人の回復過程の参考になりうると、私は思います。

「うつ病」と「適応障害」の相違点は、ＤＳＭ—Ⅳの定義（後述）では、「はっきりと確認できるストレス因子に反応」というところにあります。つまり、ストレス因子がなければ、生涯にわたって「適応障害」は発症しなかったということになります。雅子様の場合、皇室という環境に置かれなければ、決して「適応障害」にはならなかっただろうと推定されます。

このストレス因子とは、私たちの生活環境において、心理的ストレスを惹起《じやっき》するようなすべての変化を想定していますが、よく「適応障害」と診断されるのは帰国子女の場合です。外国から日本へ帰国し、その文化的環境の変化と価値基準の相違が、彼らにとって受け入れがたいものであるときに情緒不安定となり、行動が制限されてしまいます。

雅子様が「適応障害」という状態に陥り、病状がなかなか好転せず、長引いていることで、多くの人はやきもきしたり、どうしてこのようなことになるのか懸念したりしているのが現状だと思います。また、一部報道には、かなり誤解している部分もあるように感じられます。

平成一七(二〇〇五)年の一二月には、医師団から雅子様のご病状について発表がありました。そのことも踏まえたうえで、私なりに雅子様の状態について、三点ほど述べたいと思います。

## ＊雅子様の病状

一つは雅子様の現在の状態が回復基調にあるということです。これは医師団の発表にもあるとおり、確実なことだと考えられます。私たちから見れば一進一退、あるいは遅々として回復されていないような印象があるかもしれません。しかし、「適応障害」は、回復過程で必ずこのように停滞する時期が存在します。

さらにいえば、良くなったり悪くなったりという多少の波を繰り返しながら回復していく方が、一直線に良くなるよりも、予後が良好になります。つまり、時間をかけて改善することによって、精神状態の安定感が増し、様々な荒波にも対応できるだけの余裕を生むのです。また、雅子様の「適応障害」による抑うつ、不安が、医師団の予想以上に深かったのではないかとも思われます。

雅子様が私的な御用には出かけられるのに公務に復帰できないのは、単なるわがままではないのかという意見もあるようですが、これははなはだ見当違いの指摘です。

私の大学時代の友人で、やはり「適応障害」の診断を受けた女性医師がいます。彼女は、学生時代、非常に優秀で、将来を嘱望されていましたが、旧家に嫁いで、仕事と家庭の両立に疲れ果てた挙げ句、「適応障害」になってしまいました。彼女は三年ほどひきこもった後、状態の良いときには、趣味の集まりにようやく参加できるようになりました。

彼女は、やっとの思いでそういう集まりに参加できるようになったにもかかわらず、「周囲の人が『遊びができるなら仕事もできるだろう』という目で自分のことを見るのが、胸を刺されるように痛い」と言います。「遊んでいるのは全然楽しくない。ほんとうは仕事がしたいのにできないのがとても苦しい」とも。このあたりは、第一章で取り上げた「うつ」の男性医師のケースと重なります。

もちろん、彼女と雅子様では、置かれた状況やストレスはまったく異なりますが、雅子様の心の叫びも同じようなものではないでしょうか。雅子様は、心の底から皇太子妃としての公務を果たしたいと願っているはずです。私的な用事はあくまでも回復のためのステップであり、楽しめるものではありません。私たちでも、趣味が楽しいのは本業がスムーズなときだけでしょう。

そして、ようやく雅子様が回復されてきたことが、最近の様子からは窺えます。ご一家でディズニーランドにお出かけになった際の笑顔、皇太子殿下のメキシコご訪問のお見送り、お出迎えのときの和やかな表情が印象的でした。聖路加国際病院のご視察という公務でも、お元気な様子でした。

最後に、雅子様の病状が完全に回復されたときには、皇室関係者も、雅子様がより雅子様らしく公務ができるように配慮することが大切だと考えます。適応障害の再発予防には、環境調整（第四章で後述）が必要不可欠です。

ここでＤＳＭ－Ⅳの「適応障害」の診断基準を示しましょう。

＊適応障害の診断基準

A、はっきりと確認できるストレス因子に反応して、そのストレス因子の始まりから三カ月以内に情緒面または行動面の症状が出現する。

B、これらの症状や行動は臨床的に著しく、それは以下のどちらかによって裏づけられている。

（1）そのストレス因子に暴露されたときに予測されるものをはるかに超えた苦痛。

（2）社会的または職業的（学業上の）機能の著しい障害。

C、ストレス関連性障害は他の特定のⅠ軸（精神疾患）の基準を満たしていないし、すでに存在しているⅠ軸障害またはⅡ軸障害（人格障害または精神遅滞）の単なる悪化でもない。

D、症状は、死別反応を示すものではない。

E、そのストレス因子（またはその結果）がひとたび

**DMS-Ⅳの多軸診断システム**

| | |
|---|---|
| Ⅰ軸 | 臨床疾患、臨床的関与の対象となることのある他の状態<br>※いわゆる精神疾患 |
| Ⅱ軸 | 人格障害、精神遅滞（知的障害） |
| Ⅲ軸 | 一般身体疾患 |
| Ⅳ軸 | 心理社会的および環境的問題 |
| Ⅴ軸 | 機能の全体的評定 |

終結すると、症状がその後さらに六カ月以上持続することはない。

※雅子様の場合、ストレス因子が終結していないため、六カ月以上症状が続いていても「適応障害」と診断可能です。

# 第三章　「うつ」と区別が難しい病気を知る

本章では、「うつ」あるいは「うつ病」との鑑別が難しいと考えられる精神疾患について、その相違点、類似点を考察し、どのように対処すべきかを説明したいと思います。

この章には、とても大切な要素があると私は考えています。なぜなら、誤った診断によって、「うつ」の治療開始が遅れると、第二章で述べたように長期化を招いたり、最悪の事態として、自殺という可能性もあり得るからです。

## 自律神経失調症と「うつ」

### ＊存在しない病名

もしあなたやあなたの家族が「自律神経失調症」という診断を精神科・心療内科以外で受

けたら、それは要注意です。

その理由は二つあります。

一つは「自律神経失調症」という病名は実は存在しないからです。これは日本でしか通用しない〝病名〟です。

内科などで「自律神経失調症」と診断される場合のほとんどが、「原因不明の身体症状」を訴えていると見なされているのと同じです。日本では「自律神経失調症」が確立した病名のように扱われ、それについての啓蒙書もたくさん出版されていますが、正確にいえば、それは、間違っているのです。厳密には「なんらかの疾患に伴う自律神経症状」と言い換えるべきです。

もう一つは、そこにしばしば「うつ」が隠されている可能性があるという点です。原因不明の身体症状に対し、内科的な検査でなにも異常が認められないときには、一般内科医は「自律神経失調症」という診断を下しがちです。

しかし、病名を付けられて安心してはいけません。自律神経とはいったいどういうもので、どういう働きをしているのかを説明をしてくれる医師はまずいないと思います。

私の印象では、「自律神経失調症」は病名ではなく、訳のわからない訴えに対して、除外診断として、あるいはゴミ箱的な病名として、付けられているものです。

## ＊「原因不明の身体症状」と「うつ」の合併

その一方、この「原因不明の身体症状」を訴える患者さんが非常に多いのはよく知られた事実で、総合病院にはとくにたくさんの患者さんがいると考えられます。

私の研究では、総合病院の精神科を受診する患者さんの六人に一人は「原因不明の身体症状」を訴えていました（このあたりのことは拙著『体にあらわれる心の病気――「原因不明の身体症状」との付き合い方』ＰＨＰ新書を参照してください）。しかも、原因不明の身体症状を訴える患者さんの半数以上が、「うつ」的な側面を有していました。

「原因不明の身体症状」を訴える患者さんは、精神医学では「身体表現性障害」と呼ばれています。そして「身体表現性障害」と「うつ」の合併が非常に多く認められるのです。

拙著にて詳しく述べましたが、「身体表現性障害」は、その患者さんの多さにもかかわらずほとんど知られていません。しかもその苦しみは強烈で、症状による苦しみと周囲に理解してもらえない苦しみを併せ持っています。

詳細はここでは述べませんが、今後、広く知れ渡るようになることを個人的には願っています。もちろん、私自身も啓蒙活動を続けていきたいと思っています。

上述のように「身体表現性障害」と「うつ」はしばしば共存します。つまり「原因不明の身体症状」を訴え、「自律神経失調症」という診断を受けた人の多くが実は「うつ」でありながら、やすやすと見逃されてしまうのです。

## ＊「仮面うつ病」は存在しない

「身体症状を前景とするうつ病」、あるいは「身体症状で精神症状がおおわれたうつ病」は、「仮面うつ病」と呼ばれることがあります。言葉どおり「身体症状という仮面をかぶったうつ病」ということです。

うつ病には、必ず自律神経症状が伴います。さらにいえば、自律神経症状を伴い、抑うつ気分や不安感を訴えないなどということはありません。患者さんに詳しく話を聴けば、ほとんどなんらかの抑うつ、不安などの精神症状が認められます。

したがって、私は「仮面うつ病」はほとんど実際には存在しないと考えています。なぜなら、「仮面うつ病」といっても実態は「うつ病」であり、それは患者さんに対する聞き取り方が甘いか、患者さんが頑として精神症状を認めないかのいずれかだと思うのです。

患者さんによく「うつ病と自律神経失調症とはなにが違うのか」と尋ねられますが、私は「うつに自律神経症状はつきものであり、自律神経失調症は病名ではない」と答えることにしています。

## ＊「自律神経失調症」と診断されたら要注意

「うつ」に伴う自律神経症状としては、全身倦怠感、疲労感、不眠（とくに中間覚醒、熟眠障害、早朝覚醒）、食欲不振（味がわからないというものが多い）、体重減少、吐き気、腹部不快感、胃の膨満感、頭痛、頭重感、口の渇き、喉の違和感、めまい、ふらつき、肩こり、背中・腰・関節の痛み、手脚の痺《しび》れ、冷感、動悸、胸部圧迫感、呼吸困難感、便秘、下痢、頻尿、排尿困難、性欲減退などがあります。

これだけを見れば、私たちの誰もが疲れているときに感じる症状と変わりありません。しかし「うつ」の人は、私たちよりも症状を深刻に考えすぎたり、苦しさ・辛さがその人の生活全般に障害を及ぼしていたり、非現実的なほど症状にこだわったりするのです。

第五章で詳しく説明しますが、精神科を受診せずに自殺してしまう人はたくさんいます。しかし、自殺者の半数近くは、内科などの一般科を受診しているのです。つまり、自殺者がなんらかのサインを発しているにもかかわらず、一般科で「自律神経失調症」と片付けられているケースがかなりあるのではないかと、私は考えています。ですから、「自律神経失調症」と言われたら、要注意なのです。

「自律神経失調症」といわれる人のなかでは「うつ」が最も多いのですが、次いで多いのは「パニック障害」です。これは内科で「過呼吸症候群」とか「過換気症候群」と呼ばれているものと同じです。「パニック障害」にも「うつ」が合併していることが多いので、注意しなければなりません。

### パニック障害　二〇歳代女性、Dさんのケース

Dさんは二八歳のときに、突然、通勤電車のなかで動悸が始まり、呼吸ができなくなってしまうような気がしました。いてもたってもいられず、次の駅で下車し、目に入った総合病院に飛び込みました。

Dさんは胸が苦しく、このまま死ぬのではないかと不安になり、意識が遠のいていくような状態に陥りました。しかし、その場で心電図、胸部レントゲン、血液検査などを受けましたが、なんら異常は認められず、そのまま帰ってもよいとDさんは医師に告げられました。

最近、仕事が忙しくてストレスがたまっていたから、このような状態になったのだろうと、Dさんは自分に言い聞かせました。しかし、その後も通勤電車に乗ろうとするたびに動悸がします。すぐに降りられるように、各駅停車にしか乗れなくなりました。さらに、人が大勢いると息苦しく感じられるようにもなり、しだいに人混みを避けるようになりました。

仕事で知らない人と会ったり、会議で発言したりできなくなり、私生活ではデートで外出することさえ苦痛になりました。

こんな状態はおかしいと思い、Dさんは最初と違う総合病院を受診しました。そこでも前回同様、一通りの検査を受けましたが、なにも問題はなく、心療内科を勧められて、私のクリニックを受診したのです。

初診時、Dさんは「仕事もできず、恋人ともうまくいかず、友人も減ってしまった。気持ちは沈むし、なにもやる気が起きなくなった。どうすればいいのかわからない。自分は頭が変なのでしょうか」と私に尋ねました。

私は、Dさんにパニック障害であることを伝え、どう対処すればよいのかを説明し、どうしたいかを尋ねました。Dさんは、できれば薬は使いたくないと希望したので、薬を用いず、認知行動療法を行うことにしました。

認知行動療法についてはここでは述べませんが、パニック障害の再発率は、認知行動療法の方が薬物療法に比べて低いことが証明されています。

Dさんは認知行動療法を半年間続け、症状が改善しました。いまのところ再発していません。

Dさんは予後が良好なパニック障害の人でしたが、状態が悪いときには、自分でもどうしようもなくなり、訳もわからず不安になり、仕事も私生活もどうしようもなく立ち行かなくなって、「うつ状態」に陥っていたのです。

パニック障害は、正確に診断され、適切な処置がなされれば、予後は良好な病気です。しかし、適切な診断処置がなされないと、Dさんのように「うつ」に陥ることもあるのです。

## 認知症と「うつ」

### ＊老年期うつ病と「アルツハイマー型認知症」

高齢者において、しばしば「うつ」と鑑別が困難なものに「認知症」があります。「うつ」あるいは「うつ病」における思考障害としての記憶力や集中力、判断力、決断力の低下は、見かけ上は認知機能の低下と同じです。この認知機能の低下が、アルツハイマー型認知症の初期症状と非常に近いのです。

さらに「うつ」の人は、「物覚えが悪くなった」「物事を集中して考えられなくなった」と訴えるときに、「自分は呆けたのではないか」という心配を必ずします。この訴えはアルツハイマー型認知症の初発症状を想起させ、しばしば誤診を招きます。

しかし、その一方で、老年期のうつ病とアルツハイマー型認知症が合併したり、うつ病からアルツハイマー型認知症に移行したりして、その境界が判然としないことも多いのです。

まず、一般的な両者の相違点を挙げてみましょう。

### ◆老年期うつ病

【発症の仕方】

・家族などの喪失体験、居住環境の変化に端を発していることが多い。

【症状】

・抑うつ気分の訴えがあっても、若年者に比べて目立ちにくい。

・頭痛、倦怠感、ふらつきなどの身体症状の訴えが多い。

・食欲がなくなり、意欲が低下する。
・死にたいとしばしば訴える。
・動作が全体的に緩慢になる。
【日内変動】
・朝方に不調が出現することが多い。
【頭部所見】
・正常範囲内のことが多い。

◆アルツハイマー型認知症

【発症の仕方】
・比較的穏やかなことが多い。
【症状】
・記憶障害、とくに物覚えが悪くなる。
・時間や場所がわからなくなる。
・自分が病気であるという自覚に乏しい。

・視覚構成機能（ものを見てそれを把握すること）の低下が認められる。
【日内変動】
・あまりはっきりしない。
【頭部所見】
・脳の萎縮が認められることが多い。

ここに示した相違点はあくまでも目安であり、個々のケースに必ずあてはまるものでもありません。

次に、認知症と誤診されていたうつ病のケースと、鑑別が困難なケースを紹介します。

### 認知症と誤診されたうつ病　七〇歳代女性、Eさんのケース

Eさんは七一歳の女性です。私のクリニックへ通院して、約一年半です。

元来几帳面な性格で、なんでもきちっとしないと気がすまない性分であったと言います。

公務員の夫と長男、長女がいましたが、子どもたちはそれぞれ家庭をもって、遠方に暮らしています。

専業主婦だったEさんは、子どもたちの勉強に対してとても熱心で、二人とも国立大学へ進学しました。また、子どもたちが中学生になってからは、茶道、華道の師範として生徒を教えていました。周囲の人が、「背筋のピンと張った人」と評するような人でした。

Eさんが七〇歳のとき、退職後にボランティアグループのリーダーも務めていたEさん同様に真面目な夫が、七二歳で膵臓癌に冒され、告知されてから三カ月で亡くなってしまいました。夫は病院嫌いで、病気をしたことがないのが自慢の人だったのに、急死してしまったのです。

Eさんはそのときも凛として、葬式や法要をてきぱきとこなし、子どもたちの心配をよそに、「私は趣味もあるし仲間もいる。世話になる必要はない」ときっぱり言い切りました。

しかし、それから数カ月も経たないうちに、物忘れが激しくなりました。買い物にでかけても、なにを買ってくるのかわからなくなったり、何度も同じものを買ったりするようになりました。外出しても、どこに行くのか忘れてしまうこともあり、しだいに外へ出かけるのが億劫になりました。お茶、お花の稽古日を失念し、生徒が来て初めて気付くようなこともありました。

なんだかとても不安になったEさんは、毎日のように子どもたちに電話をかけるようになりました。何度も同じことばかり言うため、子どもたちは認知症の始まりと思い、近所の総合病院の内科を受診させたのです。内科では、おそらく認知症の始まりだろうということで、ドネペジルという認知症治療薬が投与されました。

さらに、血液検査、頭部MRI検査（人体の細胞がもつ磁気を核磁気共鳴を利用して検出し、その情報をコンピューターにより画像化する診断法）も行われましたが、とくに問題はみつかりませんでした。

その後、二カ月ほど薬の服用を続けましたが、一向に症状は改善されません。そのうち「自分は生きている価値がない」「子どもたちに迷惑をかけて生きているわけにはいかない」などとEさんが言いだしたため、長女に連れられて私のクリニックを受診したのです。

初診時、Eさんは「とくに困るわけではないが、物覚えが悪くなった、外に出ることが億劫になった」と話しました。

私は、とくに器質的な異常はなく、夫の突然の死をきっかけに、ホッとしたときに症状が出現していること（ホッとしたときに「うつ」は出やすいのです）、意欲の低下、身体的な抑制が強いことから、うつ病の可能性が高いと判断し、スルピリドという抗うつ薬（第四章で詳述）、および軽い安定剤を処方し、経過を見ることにしました。

Eさんは、「夫を亡くして自分が頑張らなければならないと思いつめていました。のんびりすることが今の自分にとって大切なことなので、ゆっくりとやっていきます」ということを、私と約束しました。

薬を服用して二週間もすると、死にたいという願望が徐々に薄れ、夜もぐっすり眠れるようになり、食欲も出てきました。

それから一カ月後には、以前のEさんと変わらないぐらいにまでに回復しました。一年半後の今では、まだ一日一回朝だけ薬を服用していますが、お稽古も前と同じようにしています。物覚えが悪くなったという訴えは、今ではまったく聞かれなくなっています。

Eさんはうつ病だったのですが、初発症状が認知症の症状と同じであったために誤診されたケースです。精神科的治療が奏功し、以前と変わらぬ自分を、Eさんは取り戻すことができました。

### うつ病と認知症の合併　六〇歳代女性、Fさんのケース

Fさんは六九歳の女性です。私のクリニックへ来てから一年ほど経過しています。

Fさんは良家の子女として生まれ、二三歳のときに見合い結婚しました。裕福な家庭で、専業主婦のFさんは二子をもうけました。性格は控えめで真面目。友人も多く、よく旅行にも出かけていたということです。身体的には高血圧で、血圧を下げる薬を飲んでいます。

六二歳のときに子どもたちが独立し、その後すぐに夫が会社経営から引退して、自宅に二人でいる時間が増えた頃から、気分の落ち込み、不安、焦燥感、不眠などが現れました。このときは近くのメンタルクリニックを受診し、一年ほど通院してから、症状が改善し、薬を服用しなくても安定するようになったため、終結となりました。

六八歳のとき、夫が心筋梗塞で突然死したことをきっかけに、再び気持ちが沈み、なにもする気がしなくなり、夜中に何度も目が覚めるようになりました。食欲がなくなり、体重も減少しました。Fさんはうつ病の再発と考え、同じクリニックを受診しました。

しかし、今度は症状が改善せず、しだいに物忘れが激しくなり、日付や曜日を間違えるようになり、真夜中に子どもの家に電話をかけるという常軌を逸した行動が出現したため、子どもたちが心配して、私のクリニックを受診したのです。

初診時、Fさんは、「なにもやる気がしない。なにもできなくなった」と訴え、「調理の手順がわからなくなったりする」とも話していました。私は第一にうつ病の再発を考え、スルピリドを処方しました。そして、念のために頭部MRI検査を行いました。

スルピリドによって多少、気分は改善したものの、物忘れは変わらず、道に迷うということも起こりました。さらにMRI検査では、脳の萎縮が認められました。そこで、私はアルツハイマー型認知症の可能性も考慮し、認知症治療薬であるドネペジルを追加処方しました。Fさんは、一カ月後には「気分もかなりすっきりした」と話し、以前と変わらない状態にまで改善しました。

その後、現在まで急激な変化はなく、なんとか一人で生活していますが、物忘れは再び少しずつ増えてきています。

先日、買い物に遠方まで出かけたとき、自宅への帰り道がわからなくなり、娘に電話をするということがありました。Fさんは気丈に頑張っていますが、娘はFさんを引き取ろうかと考えているようです。

## ＊二つのケースの違い

Fさんの症状は、うつ病とアルツハイマー型認知症が合併したものであると考えなければ説明できません。Eさんとの違いは、物覚えが悪くなったり、うつ病の治療によって判断力の低下に改善が見られなかった点にあります。

ＭＲＩ検査の結果の違いもありますが、判断の決め手は臨床症状の違いです。

アルツハイマー型認知症とうつ病との関連性は広く認められています。

・アルツハイマー型認知症の四二％にうつ病が認められた。
・うつ病がアルツハイマー型認知症の危険因子になる。
・老年期のうつ病による見かけ上の物忘れ、見当識（時間、場所）障害などの症状を持つ人の八九％が、アルツハイマー型認知症に移行した。
・アルツハイマー型認知症にうつ病が合併すると、認知症状が重篤になる。

といった報告があります。

高齢者では、うつ病、アルツハイマー型認知症ともに発症が多く認められ、当然、合併例も多いと考えられます。しかも初発症状は、Ｅさん、Ｆさんのように非常に似ていることも多いのです。

したがって、私たちは、高齢者の物忘れ、見当識障害を認めた場合、どちらかに決めつけるのではなく、常に両者の可能性を考慮に入れて、治療を進めていく必要があります。

さらに、Ｆさんのように、うつ病からアルツハイマー型認知症を併発したり、あるいはうつ病からアルツハイマー型認知症に移行することもあるのです。「以前そうだったから今回も」と、一方的に決めつけてはいけません。

## ＊老年期の妄想

「うつ」からは話が外れますが、私がうつ病よりもアルツハイマー型認知症との鑑別に悩むのは、老年期になって初めて見られるようになる妄想です。

妄想の出現は、まず統合失調症を考慮するのが精神科医として一般的なことですが、統合失調症は、遅くとも四〇歳頃までに発症するのが一般的であるため、診断に悩むことになるのです。

妄想は近隣住人が音をうるさくたてて自分に嫌がらせをしている、誰かが自分のお金を盗んでいく、というような「被害妄想」と、夫や妻が浮気をしているという「嫉妬妄想」が認められます。妄想はこの二種類に限定されているようです。

それまで妄想など出現したことがなかったような人が、突然、意味不明なことを言い出すために家族は驚きます。たいていは「なにを馬鹿なことを言っている」「おかしなことを言うな」と否定されるのですが、言われると彼らは必ず怒り出します。仕方なく、家族は無理矢理私のクリニックへ連れて来るのです。

診断的には、頭部所見で異常がなければ、認知症の始まりであることが多いようです。実際、数年の経過をたどってしだいに認知症特有の記憶障害、見当識障害が出現します。けれども、妄想出現当初は身体的には元気で、さらに自分の妄想が病気であるとはこれっぽっちも思っていないので、治療は診断よりもはるかに困難です。

彼らにとって、近隣住人の嫌がらせや配偶者の不貞は真実であり、それを否定されることは自分の人格そのものを否定されるのと同じなのです。怒り心頭に発するのも、やむを得ないことかもしれません。

家族は非常に困っているのですが、診断的にも難しく、なんとか宥《なだ》めて薬を服用してくれても、副作用が出るとすぐに飲むのを止めてしまうので、スルピリドのような、うつ病にも妄想にも効果があり、かつ副作用がそれほどないものを処方するか、薬をまったく拒否するときには、抗精神薬で無味・無臭の液体状のものを、お茶や味噌汁に混ぜて少量飲ませることにしています。

いずれアルツハイマー型認知症に推移するとしても、当初は認知症治療薬は無効であり、本人は露ほども自分が病気であると思っていないので、治療に苦慮するのです。

## ＊老年期の「うつ」で考慮すべきこと

話を戻しましょう。老年期に「うつ」が出現したときに、考慮すべき疾患には、以下のようなものがあります。

### 1、脳血管性疾患

脳卒中後うつ病は最近報告が多く、脳血管性認知症との鑑別が必要になります。ただしアルツハイマー型認知症と違って、頭部CT（コンピューター断層撮影装置による検査）やMRIで明確な所見が認められるため、検査を適切に行えば鑑別は難しくありません。「うつ」が出現したときに早期の対応が求められます。

### 2、甲状腺機能低下症

高齢者で、ときに甲状腺の機能低下によって、気分の落ち込み、意欲低下が出現することがあります。したがって、「うつ」がなかなか改善しないときには、甲状腺疾患の既往の聞き取りと、甲状腺機能の血液検査を考慮に入れるべきだと思います。

## 3、悪性腫瘍

悪性腫瘍が体を蝕《むしば》み始める前に「うつ」が出現することがあります。これはしばしば「警告うつ病」と呼ばれます。また、告知を受けたあとで「うつ」が出現することも多く、これはサイコオンコロジー（癌患者などに対する心理面での看護のこと）として、治療を受けることになります。

この他、鑑別が困難というわけではないのですが、パーキンソン病にうつ病が合併するケースが、男性で五六％、女性で七一％にも及ぶという報告や、心筋梗塞後に二〇％の人にうつ病が認められるという報告もあります。

## マタニティ・ブルーと産後うつ病

### ＊社会的要因より、女性ホルモンの影響

うつ病は男性よりも女性のほうが多い病気です。これについては、女性に対する心理社会

的なストレスが男性よりも強い、女性に対する社会的な支援が少ない、女性は孤独になりやすい、などの仮説がありますが、私は女性のストレス説は蓋然性が低いと考えています。

なぜなら、中年の自殺は、世界のなかでも日本の男性に多いからです。もし、女性のストレス説が正しいのならば、男性でなく女性のほうが多いはずです。心理社会的な因子だけで、女性にうつ病が多いという説明はできないのです。

では、なぜ女性の患者さんが多いのか。これは、複合的な要因だとしか説明できません。もちろん社会的要因もあるのでしょうが、やはり女性の場合は、女性ホルモンの影響が大きいと考えられます。

その最たるものとして、「月経前不快気分障害」があります。

これは、月経数日前から抑うつ気分や不安が出現するもので、症状が一年以上継続するときに、「月経前不快気分障害」と呼ばれます。それほど重くなくても、月経前に不安になったり、イライラしたりする女性は、全体の二割から五割も存在するといわれています。女性ホルモンの影響は大きいのです。

また、女性には、産後のうつ病と呼ばれる状態があり、「マタニティ・ブルー」とか「産後うつ病（産褥期うつ病）」と呼ばれています。

マタニティ・ブルーは、出産後三～五日をピークとして、全体の半数近くが、気分の不安定さ、涙もろさ、集中困難、不安、イライラなどの軽いうつ状態を呈するものを指します。この症状は、産後一〇日頃には自然に消失することがほとんどで、一過性のものであるとされています。ただし、マタニティ・ブルーから産後うつ病へ移行することもあり、両者の明確な区別はできないのが現状です。

産後うつ病は、出産後二週間から数カ月の間に発症しやすく、早期に症状が出現するほど、不安定になることが多いとされています。発現する症状は、うつ病とそれほど変わりありません。

しかし、産後うつ病の場合、「産後の肥立ちが悪い」というように周囲が安易に考えてしまう傾向があり、未治療のまま放置されることが多いのが問題です。

そして、未治療のまま放置された産後うつ病は、通常のうつ病に比べて予後が悪く、長期化を招来し、その結果、母子関係に悪影響を及ぼし、子どもの発達にダメージを与えることもあるのです。

また、産後うつ病は、次の出産でも再発する可能性が高いともいわれています。

症状としては、うつ病と同様、抑うつ気分、不安、意欲低下、不眠、食欲不振、疲労感などですが、一過性ではあっても、錯乱状態、興奮を呈することがあります。この場合は重篤で、多くは入院治療を要します。

産後うつ病については、「産後の肥立ちの悪いせいだ」などと安易に考えるべきではなく、一般的なうつ病よりも、むしろ早急な治療が求められます。

ここで産後うつ病の一つのケースを紹介します。

### 産後うつ病　三〇歳代女性、Gさんのケース

Gさんは三〇歳で、私のクリニックへ通院してから約三年が経過しています。

元来、細かいことが気になる性格で、人に気を遣いすぎると言われていました。大学卒業後、商社に就職し、事務職として働いていましたが、二六歳のときに職場の同僚と結婚して退職し、以後、専業主婦をしています。

二七歳で第一子長女を出産しました。夫もGさんも女の子を望んでいたので、出産時は二人ともとても喜んでいました。実家で出産後に静養し、産後一カ月で自宅に戻り、三人での生活が始まりました。

ところが、実家ではよく出ていた母乳があまり出なくなり、ミルクに切り換えたのですが、

Gさんはそのことをとても気にして、「自分はなにか欠陥があるのではないか」と夫に訴えるようになりました。「子どもの夜泣きは、自分の母乳が出ないせいだ」と自分を責めるようにもなったのです。

夫は最初、協力的だったのですが、仕事が忙しいために、別室で寝るようになりました。Gさんは深夜までずっと起きてミルクを作り、昼間も子どものことが気になって、イライラしたり、落ち込んだり、「どうでもいいや」と投げやりになったりと落ち着かずに過ごしていました。

三カ月健診があり、子どもの成長が少し遅いことを指摘され、Gさんは非常に落ち込みました。「自分がなにもできないから子どもがこのようになってしまった」と、自分を責め続けました。夫に相談しても、「仕事が忙しい」といって、真剣に話を聞いてくれない。親に相談すると、「そのうち普通になるから。今は疲れているから少しゆっくりしなさい」と諭されます。

夫は、当時を振り返り、「心配はしていたけれども、育児で疲れているだけだから、少し休めば治ると考えていた」と語っています。

Gさんはますます落ち着かず、一日中ソワソワと家中を歩き回り、「子どもが大きくならない」とうわ言のように繰り返すようになりました。ついには、夜中に夫を何度も起こして、「子どもは大丈夫かしら」と髪を振り乱して大声で喚くようになりました。夫もただ事ではないと考え、私のクリニックを夫婦で受診したのです。

そのときすでに、Gさんが調子を崩してから三カ月も経っていました。この間、Gさんはほとんど眠らず、夫や両親以外とは、誰とも話すことはなかったのです。

初診時、私は、実家に子どもをしばらく預けて、静養することをGさんに勧めました。しかし、Gさんは「みんなに迷惑をかけるだけだから生きていても仕方がない、子どもと一緒に私も死にます」と言って、診察室から飛び出して行ったのです。後を追いかけ、踏み切りにいたGさんを夫とともに捕まえました。私は、やむなくGさんを精神病院に入院させざるを得ませんでした。

一カ月間の入院を経て、Gさんは再び私のクリニックへ通院することになりました。精神状態はかなり落ち着き、少しは家事と育児はできるものの、「疲労感が体にへばり付いた感じがして、思うように動かない。なにもする気がしない。自分はダメな人間だ。子どもを不幸にしてしまった」などと言い、あいかわらず「うつ」は遷延しています。現在、夫とは別居し、実家で母親に子育てのほとんどを手伝ってもらっています。

Gさんは「産後うつ病」の典型的なケースです。適切な時期に治療が受けられなかったために、重篤化し、錯乱状態となって入院を余儀なくされました。退院後もうつ気分が長期化し、子育てが満足にできないという自責感のために、精神症状を悪化させてしまっているのです。

## 更年期と「うつ」

### ＊少量の薬で劇的に改善

更年期もうつ病にかかりやすい時期です。更年期にうつ病にかかる可能性は、それ以前に比べて二倍になるといわれています。更年期の女性の二〇％程度が「うつ」の治療を受けているという報告もあります。

この時期の女性は、老化という体の衰えに加えて、子どもの親離れや介護の問題など、精神的負担が大きくなることも少なからず影響しているのかもしれません。子どもが巣立ち、一人取り残された母親が陥る抑うつ症状を「空の巣症候群」と呼んだりもします。

うつ症状としては、落ち込み、憂うつ気分、自信喪失、集中困難、記憶力の低下、悲哀感、決断力の低下、不安などを認めます。

身体症状は非常に多彩で、のぼせ、発汗、めまい、頭重感、疲労感、全身倦怠感、頻尿、不眠、胃部不快感、腰痛、性欲減退などを認めます。

一般的なうつ病に比べて、身体症状が多彩に出現するのが、更年期のうつ病の特徴です。

更年期障害の原因は、エストロゲンの低下によると考えられています。ですので、エストロゲン低下が認められる場合には、エストロゲン補充療法が効果的です。ただ、エストロゲンそのものがうつ病に有効というわけではなく、うつの予防効果や抗うつ薬の効果を高めるのです。

ただ、実際には、エストロゲンの低下を認めない更年期障害も多々あります。この場合、うつ病の治療に準じることはいうまでもありません。

さらに、閉経後、数年から一〇年前後までの女性に、更年期障害と同じような症状の出現が、非常に多く見られます。

このとき、ほとんどすべての人が内科や産婦人科を受診し、検査で異常が認められず、医師に「なにも悪いところはない、気のせいだ」とか「自律神経失調症か年のせいだ」と切り捨てられることが、とても多いのです。そして、藁をもすがる気持ちで私のクリニックへ来て、少量のスルピリドを処方されると、八割方の人の症状が、一週間以内に劇的に改善します。

この時点で、患者さんは医師にかなり不信感を抱いていることが多いので、私はよく「騙されたと思って一週間、この薬を飲んでください」と言います。それほど自信を持ってお勧めできる治療法です。

ただし、スルピリドは長期的に服用すると太りやすくなったりするので、治ればそれでよしというわけではありません。しかし、それでも服用する価値は十二分にあると、私は考えています。

劇的に症状が改善したHさんのケースを紹介します。

### 更年期のうつ病　六〇歳代女性、Hさんのケース

Hさんは六〇歳の女性で、私のクリニックへ通院して約三年経ちます。

現在、Hさんは退職した夫と二人暮らしです。夫は自動車メーカーの会社員で、定年まで勤め上げました。会社人間だった夫は、家庭をあまり顧みず、Hさんはパート勤めを続けな

がら、三人の子どもを育て上げました。なんでも一生懸命やる性格で、曲がったことが大嫌いだったといいます。

三人の子育てに懸命であったために、自分の趣味や服装には無頓着でした。子どもがそれぞれ独立して暮らし始め、これからは自分のために時間とお金を使おうと決めたHさんは、旅行サークルや園芸クラブに入会しました。

身体的には、少し太り気味で血圧が高かったため、五五歳頃から血圧を下げる薬を飲んでいます。

更年期で友人たちが苦しんでいるとき、Hさんにはまったく不調が現れず、とくになにもなく更年期は過ぎ去りました。

しかし、とくに誘因はなかったのですが、五七歳になったときからめまい、ふらつき、体の火照りなどが出現するようになりました。かかりつけの内科の医師に相談したところ、異常はないと言われ、耳鼻科を受診するように勧められました。しかし、そこでもなにも身体的な異常は見つからず、心療内科を受診するよう言われました。

Hさんは、実際に身体症状があるのに、たらい回しにされることに腹を立て、そのときは心療内科を受診しませんでした。

その後、さらに状態が悪化し、毎日のように夫に体の不調を訴え、遠方まで足を伸ばして病院巡りをしたりしました。子どもたちにも、電話で自分の体の話ばかりしていました。しかし、病状は一向に改善されず、しだいに気分が落ち込んで、なにもする気がしなくなり、食事も摂れず、家事もできなくなりました。そして、症状が出現して七カ月も経ってから、ようやく夫とともに私のクリニックを受診したのです。

Hさんは、とにかく苦しくて死んでしまいそうだから、少しでもいいから楽にして欲しいと私に懇願しました。私は、「Hさんのように更年期をかなり過ぎてから、更年期のような症状が出現することはよくあることで、現在は『うつ』症状もあるから、とにかく薬を飲んでほしい」と話しました。処方は、スルピリド五〇mgを一日三回服用です。

一週間後、Hさんは「嘘みたいに気分が晴れました、こんなに良くなるなんて信じられません。今まで苦しんでいたのはなんだったのか、もっと早く来ればよかった」と言いました。

その後はHさんは、現在までスルピリドを減量しつつ、いい状態を維持しています。薬を止めると調子が悪くなると訴えますが、今は、スルピリド五〇mgを一日一回服用するだけで、楽しく毎日を送っています。

これは、たまたま薬が劇的に効いたケースではありません。八割方の更年期以降の女性の「うつ」に効果的です。Hさんは診断的にはうつ病ですが、更年期のような身体症状が出現しています。このような身体症状は、五〇歳以上の女性のうつ病の多くに出現します。この場合、劇的に薬が効くことが多いのです。

ところで、一時期「男性の更年期」というフレーズが話題になりました。私のクリニックでも、「自分は『男性の更年期』ではないか。検査を希望したい」という人がかなりいました。

しかしながら、そのなかで検査値（テストステロンというホルモン値）に異常が出現した人は皆無でした。さらにいえば、「男性の更年期」であっても、臨床的な治療は「うつ」とまったく変わらないのです。

## 境界性人格障害と「うつ」

### ＊本質的な違い

「人格障害」とは、端的に言えば、「普通」に生きようと思っても、そう生きられず、通常の社会生活を送ることが困難な人たちを指します。人格障害には、全部で一〇種類の診断名があるのですが、詳しくは、拙著『人格障害かもしれない』(光文社新書)、『普通に生きられない人たち』(河出書房新社)を参照してください。

ここでは人格障害全体の過半数を占め、さらに人格障害の特徴的な面をすべて備えている「境界性人格障害」と「うつ」について述べたいと思います。

境界性人格障害の有病率は、一般人口の約二%、精神科を受診する人の約一〇%います。そのうちの四分の三は女性です。

境界性人格障害にうつ病が併存する率は、一四%~八三%と、かなりデータにばらつきがあります。これは、DSM－Ⅳによる横断的診断では、確かに「うつ病」の診断は可能だけれど、境界性人格障害の人の「うつ」の多くは一過性のものであり、それを精神科医がどう判断するかで、ばらつきが生じるのではないでしょうか。

うつ病に境界性人格障害が併存すると、予後が悪くなる、あるいは自殺率が高くなるという報告があります。つまり「うつ」の人にとって、境界性人格障害が併存することは良いことではないのです。

しかし、うつ病の人のうつ状態と、境界性人格障害の人のうつ状態は本質的に異なっていると私は考えています（ですから私は、境界性人格障害という診断名を付けるときは、うつ病とは付けません）。そのことを示したいと思います。

まず典型的な境界性人格障害のケースを紹介します。

## 境界性人格障害　二〇歳代女性、Iさんのケース

Iさんは二〇歳の女性です。私のクリニックへ通院して三年ほど経過しています。

Iさんの家族は両親、姉の四人です。父親は自動車メーカーの部長職にあり、世間的にはエリートといえます。一流大学を卒業し、順調に出世してきました。仕事人間ですが、家族をないがしろにするようなことはなく、仕事も家庭も両立させています。

母親は専業主婦。自分の趣味を持ち、友人もたくさんいて、そのうえ家庭のこともきっちりやるという、バランスのとれた人です。姉は、一流大学の大学院生で、就職も一流企業に内定しています。賢いけれど、それを鼻にかけることなく、しっかりしています。

Iさんもそんな家族のなかで、テニス部に所属しながらしっかり勉強もし、成績優秀で、地元の進学校に進みました。

Iさんの挫折は、高校一年生の最初の試験から始まりました。ことあるごとに姉と比較さ

れていたのですが、試験の成績が振るわなかったとき、担任から「姉はトップクラスだったのに、君は真ん中ぐらいだな」と言われたことをきっかけに、勉強に身が入らなくなりました。自分の家族は理想に近いと考えていたのに、それを境に、急に理想の家族を重荷に感じるようになってしまったのです。

「それからは毎日憂うつな気分が続き、なにをするにも億劫で、だるさと疲労が体にへばり付き、抜け殻のようになってしまった」とIさん自身感じていました。

成績がどんどん下降したため、父親から「しっかりやれ」と叱責を受けました。それを機に生きているのが無意味に感じられるようになり、「自分は生きる価値のない人間だ」と思い始めました。それ以降、家族に隠れて、ときどきベッドのなかでリストカットをするようになりました。「血を見ると生きている実感が湧く」と、Iさんは後に私に話しています。

しだいにリストカットはエスカレートし、家族にばれないように大腿部や腹部を切ったりするようになりました。それを姉に見られてしまい、両親にばれ、私のクリニックへ連れて来られたのです。

Iさんは、素直にリストカットしていることを私に話しました。「ずっと気持ちは沈んでいるし、誰にも私の気持ちはわからない。クラスメートも自分のことで精一杯で、仲良くしているけど、それは表面的なこと。結局みんな利己的で、私はいつも救いようのない孤独を感じている。それは家でも同じ。心の中は砂漠なんです」とも語っています。

初診時、Iさんは高校二年生でした。通院してからカウンセリングを受けていましたが、秋から徐々に登校しなくなり、冬には退学しました。それ以降、リストカットは激しくなり、「家が悪い」と言って、ときどき物を壊したりするようになりました。

母親が出かけようとすると、決まって情緒不安定になり、「私がこうなったのはお前のせいだ」と罵《ののし》り、家の中の物を壊し始めるために、出かけられなくなるのです。

また、父親とは、一言も口を利かないどころか、顔も合わせようとせず、一度父親が叱ろうとしてIさんの部屋に行くと、「お前の顔など見たくない、来ればこうなる」と言って、目の前でリストカットをして見せるのです。

姉に対しても「むかつく」と言い、顔をナイフで切りつけようとしたため、姉は家から出て下宿しています。

それでもカウンセリングだけは、しばしば無断で休むものの、なんとか続いています。カウンセラーに対する評価はその日その日で変わり、「わかってくれた」と感謝することもあれば、「なにもわかっていない」と罵声を浴びせることもあります。

私に対しても、気が向いたときに診察を受けますが、Iさんの意に沿わなければ、それまで感謝していたかと思うと、突然立ち上がって「ヤブ医者」と叫び、診察室から出て行くこともあります。感情はクルクルと猫の目のように、一瞬一瞬で変わるのです。

「自分の人生は失敗だった」と言ってよく泣きます。「自分なんかが存在する場所はこの地球上にはない。死ぬしかない。生きているのが辛い。早く殺してくれ」と懇願することもあります。

「心の中に穴が開いていて、それがいつまで経っても埋まらない。もう三年も無駄にした。クリニックに来たから悪くなった。もう取り返しがつかない。私の人生を返してくれ」と言ったこともあります。

Iさんは、この三年間、安定とは無縁でした。彼女の衝動性はあまりに強く、セルフコントロールという言葉は彼女の辞書にはないのです。

感情はコロコロと一瞬のうちに移り、対象に対する評価も、ほんの些細なことで瞬間的に一八〇度変わってしまいます。リストカットはいまだに激しく「血を見ることが生きている証《あかし》であり、そうでないと自分は死んでいるのも同じだ」と言います。

母親が疲れて、Iさんの行動に対する関心が薄くなると決まって問題を起こし、母親をコントロール下に置こうとします。そのことをIさん自身はあまり意識していません。

罵声を浴びせられた私が「転院してもいいよ」と言うと、驚いたように「無責任な医者だ。責任を果たせ」と迫り、見捨てられることへの恐怖感がことあるごとに露呈します。心のなかの不全感を一貫して訴えているのです。

将来への絶望感、自己存在への悲哀感、埋めることのできない虚しさは激しく、深刻で、それはまごうことのない「うつ」状態でもあるのです。

### ＊うつ病の治療はまったく無効

Iさんは境界性人格障害であり、うつ病でもあります。Iさんに対しては、通院当初に少量の抗うつ薬や安定剤を投与しましたが、すぐに中止し、現在も薬は出していません。

なぜなら、投薬が無効だったのと、すぐに大量服薬による自殺未遂を起こすからです。

境界性人格障害の人の場合、そのほとんどが、Iさんのように境界性人格障害だけれどもうつ病の診断基準も満たします。その逆、うつ病だけれども境界性人格障害の診断基準を満たすとは、まず言いません。

この理由として、Iさんを含め、境界性人格障害の人には、うつ病の治療がまったく無効だということが挙げられます。まずうつ病ありきなら、ある程度はうつ病の治療――投薬、カウンセリングなど――が有効だと考えられるのです。

Iさんに対する「うつ」の治療はまったく無効でした。それどころか、投薬は衝動性を高めてしまいました。このように、境界性人格障害の「うつ」は、典型的なうつが一定の期間で回復することが多いのに対して、より不安定で長期化するのです。

さらに境界性人格障害の「うつ」は、Iさんのように空虚感、孤独感、不全感を体現したものであり、うつ病の人の「生へのエネルギーの枯渇」というものとは原理的に異なっているように私は感じます。

彼らの「うつ」は、心の欠損から噴き出した膿《うみ》のような負のエネルギーが、心を蝕んでいるように私には見えます。これが、境界性人格障害の人の「うつ」と、うつ病の人の「うつ」との相違点だと私は考えています。

**＊境界性人格障害の特徴**

最後に、境界性人格障害の人の特徴を述べたいと思います。その特徴は、大きく分けて五つあります。

1、見捨てられ不安

その時々で、自分にとって最も重要だと考える人から見捨てられるのではないかという不安が、常に存在します。そのため、見捨てられないように気も狂わんばかりの努力をします。その努力とは、自分に振り向かせるための過剰な食事制限だったり、終日、相手の居場所を確認するためにメールや電話をし続けたりすることです。

しかし、その努力のきっかけとなる出来事の多くは、些細なことです。たとえば、相手が、多忙で待ち合わせに三〇分遅刻した、訪問したときに偶然留守だった、たまたま他の用事で電話に出られなかったなど。

彼らは、そんな些細なことで、自分の存在を脅かされるような不安に陥ってしまうのです。

2、不安定で激しい人間関係

彼らの対人関係の落差は非常に大きく、相対する人の評価が目まぐるしく変転します。精神科医との関係も同じく不安定であり、最初は自分に合う有能な精神科医という評価をしていても、それが続くことはありません。

たとえば、精神科医がたまたま診察中についたため息によって、自分を見下していると感じ、あんなに高慢な精神科医はいないという評価に変わったりします。そうかと思えば、またすぐに評価が上がったりして、どんどん変わるので、精神科医は疲れ果ててしまいます。同じことが他人との関係のなかでも起こるのは、言うまでもありません。このような不安定な対人関係は、構造的に不変なのです。

## 3、同一性障害

他人への評価が変転するのに伴い、自分の在り方もさまざまな矛盾を示します。たとえば、ボランティアで老人ホームを訪問したりする一方、他人を顧みず暴走行為を行ったりします。この矛盾を彼らが理解することはありません。

## 4、衝動性

衝動性の多くは自己破壊的な行動として現れます。些細なきっかけでのリストカット、過剰な飲酒、過食、不特定多数とのセックス、無謀運転、薬物依存、下剤乱用など。最も頻繁に行われるのはリストカットです。また、見捨てられないように、「自殺する」と脅かしたり、そうしたそぶりを見せることもしばしばあります。

5、慢性的な空虚感

彼らは、ほとんどいつも憂うつで不快な気分で過ごしています。なにをしていても満足感が得られないという空虚な気分を、いつも抱いています。

### ＊境界性人格障害の診断基準

ＤＳＭ―Ⅳの境界性人格障害の診断基準を示します。

1、境界性人格障害：対人関係、自己像、感情の不安定、および著しい衝動性を特徴としている。

対人関係、自己像、感情の不安定および著しい衝動性の広範な様式で、成人期早期に始まり、種々の状況で明らかになる。以下のうち五つ（またはそれ以上）で示される。

（1）現実に、または想像の中で見捨てられることを避けようとする気違いじみた努力。

（2）理想化とこき下ろしとの両極端を揺れ動くことによって特徴づけられる不安定で激

しい対人関係様式。

（3）同一性障害　著明で持続的な不安定な自己像または自己感。

（4）自己を傷つける可能性のある衝動性で、少なくとも二つの領域にわたるもの（例　浪費、性行為、物質乱用、無謀な運転、むちゃ食い）。

（5）自殺の行動、そぶり、脅し、または自傷行為の繰り返し。

（6）顕著な気分反応性による感情不安定性（例　通常は二、三時間持続し、二、三日以上持続することはまれな、エピソード的に起こる強い不快気分、いらいら、または不安）。

（7）慢性的な空虚感。

（8）不適切で激しい怒り、または怒りの制御の困難（例　しばしばかんしゃくを起こす、いつも怒っている、取っ組み合いの喧嘩を繰り返す）。

（9）一過性のストレス関連性の妄想様観念または重篤な解離性症状。

# 第四章 「うつ」の治療

この章では「うつ」の治療についてお話しします。

最新の治療法なども紹介しますが、治療に関する類書は数多く出版されているので、本書の特徴として、私自身が「うつ」になったら（誰でも「うつ」になる可能性があり、それは私自身にも当てはまります）、どのような治療を精神科医にして欲しいかを考えながら、説明していきたいと思います。

## ステップ1――まず苦しみを理解して欲しい

### *まだまだ高い精神科の敷居

私が「うつ」になったら、どのような状態になるでしょうか。おそらく仕事の能率が悪くなるでしょう。仕事が、まったくと言っていいほど滞《とどこお》っているのに、全然やる気がしない。私に呆れて、このまま患者さんが来なくなったらどうしよう。そうしたらクリニックは閑古鳥が鳴いて、借金を抱えた私は、首をくくるしかない……。などと考えるのではないでしょうか。

もし、私に「うつ」の知識がなく、精神科医の友人もいなければ、「自分が怠けているのかもしれない」「努力が足りないのかもしれない」と悩んでいることでしょう。「精神科」の受診を迷っているはずです。

もっと頑張れば元気が出るのではないか。医者はどんな人だろう。心を治すなんてどんなことをするのだろう。性格が悪いとか、怠け病とか言われたらどうしよう。心の病気の薬ってなんだか恐ろしい。薬を飲んで頭がおかしくなることはないんだろうか。精神療法っておどろおどろしい。洗脳されてしまうんじゃないだろうか……。などと考えるだろうと思うのです。

なにも私に限ったことではなく、これらの疑問は、「精神科」などという厳しい感じのする診療科を初めて受診するときには、誰でも考えることではないでしょうか。

実際、私のクリニックへ通院している「うつ」の人から、通院してかなりの日数が経ったあとで、このようなことを聞くことがあります。

精神科医の私は「そんなことありえませんし、心配するようなことはなにひとつありませんと笑って答えるのですが、精神科医の常識がいかに一般の人には通用しないかという現実を思い知るのです。

「これまで何度も近くまで来たのだけれども、五回目でやっと中へ入れました」という「うつ」の人もいました。精神科の敷居は低くなったといわれていますが、いざ、実際に自分が受診するとなると、話は別のようです。

そんなとき、話を聞かない医者に、「あなたはうつ病だから薬を飲むしかない」と命令口調で言われて、納得できるものではありません。ほとんどの「うつ」の人は、躊躇《ため》って躊躇《ら》ってから受診しているのです。恐ろしい場所と感じているのに、「ほんとうに苦しいから少しでも楽になりたい」という一心で、受診しているのです。

ですから私が「うつ」で受診することがあれば、まず私の苦しさをわかって欲しい。話も聞かずに薬だけ出すような医者は論外ですが、ただ、話を聞いてくれるだけではなく、私の苦しみを理解し、そのうえで治療してもらわなければ、安心できないと思います。

医者を選ぶときには、やはり相性が最も大切だと思いますが、こればかりは実際にかかってみないことにはわかりません。

では、どうすればよいのかといえば、私なら、電話で問い合わせたときの応対が良いところを選びます。というのも、スタッフの対応の感じが良いところは、たいてい医師の対応も丁寧なことが多いからです。そういうところは、医師とスタッフの連携もうまくいっていると考えられます。

## ステップ2——病気についての説明が欲しい

### ＊問診で十分に診断可能

「うつ」について詳しく説明して欲しいのはやまやまですが、あまりに長すぎる説明は辛く感じます。

私が「うつ」で苦しんでいたら、うつ病の質問紙テスト（いくつかの質問に答えることでうつの程度が判定できるテスト。「ベックのうつ病自己評価尺度」などがある）は、自分の苦しさ、辛さをあらためて突きつけられるような気がするので、調子が悪いときにはやりたくない。私の訴えを聞いて、「うつ」の診断を下して欲しいと思います。

実際、身体症状のみが出現している、いわゆる「仮面うつ病」と、第三章で述べたような鑑別が困難なケースを除外できれば、「うつ」は問診で十分に診断可能だと思います。

ですから、もし私が「うつ」で受診するならば、自分が「うつ」であることは認識している（たいていの「うつ」の人は自分が「うつ」であることは重々わかっているけれど、それを認めるのが怖いのです）ので、「うつ」の症状がいつなくなるのか、自分の「うつ」は重いのか、この苦しみから逃れるにはどうすればよいのか、というような直接的、具体的なことを、医師に聞きたいと願います。

たとえば性格が神経質だから「うつ」になるのか。小さい頃に苛《いじ》められていたから、あるいは親に虐待されていたから「うつ」になるのか。会社での人間関係、あるいは中間管理職という役職のストレスのせいなのか。残業が月に一〇〇時間を超えるような過重な労働が原因なのか。といったことも聞いておきたいところです（もちろん、これらは「例えば」の話しです。特定の性格が「うつ」になる、ある出来事が「うつ」の原因になるといった因果関係は証明されていません。しかし、「うつ」の人の多くに一定の性格傾向を認めますし、多くの場合に、発症の契機としてストレス体験が存在しているのです）。

さらに、記憶力の低下や、判断力・決断力の鈍化が「うつ」に由来するのか。体がだるい、疲労感が抜けない、動悸がする、胃が不快な気がする、性欲が落ちたなどの身体症状も「うつ」に由来するのか。それともどこか別のところが悪いのかを、説明して欲しいと思います。

これらの疑問に対してどのように答えるかは、精神科医により様々だと思いますが、私の場合をここでお話しします。

## ＊重症の「うつ」とは

「うつ」の状態が重症か軽症か、一概に判断するのは難しいところです。私は、自殺の危険が高い場合、重症だと判断します。

ただ、自殺が迫っているような重症のケースでは、「あなたは重症である」とはあまり伝えません。まず「うつ」は治ることを強調します。「自殺したい」という訴えが存在するなら、次のように話すようにしています。

「現在のあなたの状態は『うつ』であり、死にたいという気持ちが『うつ』によってもたらされている可能性が高いかもしれません。だから今、死にたいという気持ちは、真実のあなたの心を反映していないかもしれません。自殺が真実のあなたの気持ちを反映しているのなら、私は個人的にも、精神科医としても、あなたに生きていて欲しいけれど、百歩譲って仕方のないことかもしれません。けれども『うつ』という病気によって自殺してしまったとしたら、それはあなた自身にとって、あまりにも残念なことだとは思いませんか。それこそ、死んでも悔やみきれないほど取り返しがつきません。だからこそ『うつ』をまず治療してから、自殺のことを考えても遅くはないと私は思うのです」

このように話しても、なお自殺を選択する「うつ」の人は存在します。それほど「うつ」は辛い体験なのです。

軽症の「うつ」とは、「うつ」の症状が出現して、仕事や家事の効率が多少落ちていても、それなりに遂行することができているような場合で、中程度の「うつ」とは、仕事や家事に支障を来たし、休養することが必要な場合を、私は想定しています。

しかし、軽症だからといって無理をすれば、当然、重症化する可能性はあるし、もちろん、中程度だからといって悲観的になることはありません。このことは強調しておきます。

## ＊社会復帰は慎重に慎重を重ねるべき

「うつ」は無理を重ねれば必ず状態が悪化し、予後に悪影響を与えます。ですから、とにかくまず「休養」することが大切です。仕事をしているなら、「うつ」が悪化する前に勇気を持って休むべきです。「私がいなければ」などと思わないでください。「うつ」は休まなくては好転しないのです。

仕事を休んで復帰するときも注意が必要です。十分に余裕が生まれた状態で復帰すべきです。ほとんどの「うつ」の人が復帰を焦ります。自分が社会から置いてきぼりをくらったような気持ちになるからです。しかし、治りかけでの復帰は厳禁です。必ず早々に再発します。八〇%での復帰は絶対に認められません。なぜなら、結局失敗して、休職期間が延びるだけだからです。

私は「うつ」の人に、よく次のように話します。

「一〇〇%の状態で復帰しても再発することはよくあります。だから一二〇%くらいの状態で余裕を持って復帰してちょうどいいくらいです。もう大丈夫だろうではなくて、早く仕事をしたいくらいの余裕が出てから復帰しても決して遅くはないし、そのほうがあなたにとって結果的にプラスに作用するのです」

さらに職場復帰に際して、会社が認めてくれるのならば、助走のような期間を三カ月から半年間つくるのも、再発を予防するうえで効果的です。すなわち、残業、休日出勤、遠方への出張、夜間勤務などを控えるようにするのです。これは職場によって事情が異なり、できないところもありますが、復職当初はなるべく過重な労働は避けるべきです。

最近はメンタルヘルスへの関心の高まりもあり、復帰してしばらくは、四時間程度の軽減勤務を認めてくれる職場もあります。これは喜ばしいことです。「うつ」の人は真面目な会社人間であることが多く、すぐにフルスロットルで働こうとして失敗します。このような復職制度が拡大することは、「うつ」の人にとって朗報だと私は思います。

なぜ私が復職に関してこれほど慎重なのかといえば、数々の失敗経験があるからです。私は、「うつ」の人の「もう大丈夫です。復職させてください。このまま休み続けると私の机がなくなってしまうかもしれない」という言葉に負けて、復職を許可し、再発させてしまったことが何度もあります。

そして、二回目、三回目の休職は、「うつ」の人にとってさらに辛く苦しい体験となってしまうのです。これは私の未熟さからくる見通しの甘さです。

このような経験を数多くしてきたからこそ、復帰は慎重にしたほうがいいというのが、私の意見です。「うつ」の回復は「急がば回れ」の典型なのです。

いつ「うつ」の苦しさがなくなるのかは、その人の重症度や環境にもよるので一概には言えません。個人差も非常に大きいのです。したがって、私はいつも、「個人差が大きいので、はっきりいつなくなる、治るとは言えません。けれどもたいていは一カ月以内にかなり気分は楽になり、嫌な気持ちは軽くなって、少しずつ意欲が出てきます」というように説明します。

さらに言えば、出す薬の種類によって、説明のニュアンスはかなり異なります。「うつ」の薬に関しては、後ほど詳しく述べます。

## ＊「うつ」になりやすい性格はない

一〇〇年以上も前から「うつ」になる性格（病前性格）というものがまことしやかに言われてきました。たとえば、人に気を遣う、過ぎたことをくよくよ考える、小心、神経質、几帳面などです。

確かに、私が出会った「うつ」の人のほとんどすべてが、これらの性格に該当します。しかし、世の中には、このような特性を持った人はそれこそごまんといると思います。ですから、「うつ」になりやすい性格を、特定のものに決めることはできないのです。

実際、ＤＳＭ－Ⅳの第Ⅰ軸障害（精神疾患）と、第Ⅱ軸障害（人格障害と精神遅滞）の相関関係は、否定されています（55ページ参照）。これは、なんらかの精神疾患と、人格特性の間には、関係性がないということを示しています。

したがって、私たちは自分が「うつ」になりやすい性格かどうかなどと考えたりする必要はないし、性格傾向のせいで治りが悪くなるということもないのです。

臨床的には、社交的で明るい人も「うつ」になります。私のクリニックに通院しているレゲエ歌手の人がいますが、彼は元来、大雑把で細かいことは気にしないような性格でした。しかし、エージェントとのトラブルがきっかけで「うつ」になったのです。

今では改善し、私は、豪快で陽気な彼との会話を楽しんでいます。彼のような人が「うつ」になったということは、やはり誰でも「うつ」になる可能性があることを、私に実感させてくれました。しかし、彼のような性格の持ち主が少数派であることも、間違いのないところです。

「うつ」の人はとても律儀で、定期的に通院して、薬を服用してくれるので、病気の治りもスムーズにいくことの方がはるかに多いのです。生真面目すぎて、副作用が出ても私に気を遣って話さないこともありますが……（しつこいようですが、病前性格と「うつ」の因果関係は存在しません。けれども、多くの人が真面目、律儀などの性格傾向を持っていることも、また事実です）。

気になることがあれば、すぐに医師に報告すべきです。報告こそが、私たちにとって有益な情報となるのですから。ただし、報告に対して「そんなことはない」などという医師は、論外です。そんな医師にかかるのは止めておいた方がよいでしょう。

## ＊医師との信頼関係が重要

「うつ」がなかなか良くならないのは、どんなときでしょうか。

これは、第二章で述べたように、治療が不十分なケースが最も多いのですが、医師と「うつ」の人との信頼関係も影響を及ぼすと私は考えています。

抗うつ薬、精神安定剤、睡眠導入剤といった、普通の生活ではまずお目にかかることのない、ましてや飲むことなど決してない厳しい名前の薬を飲むのですから、信頼なくしての服用はあり得ません。

信頼の度合いが低いと、少し副作用が出れば、服薬を中止してしまうだろうし、副作用が出たときに医師から「そんなはずはない」などと告げられたら、通院するのも止めてしまうかもしれません。

また、抗うつ薬は、一般的に効いてくるのにある程度の時間がかかるし、逆に副作用は服

**抗うつ薬による効果と副作用の出現時期の違い**

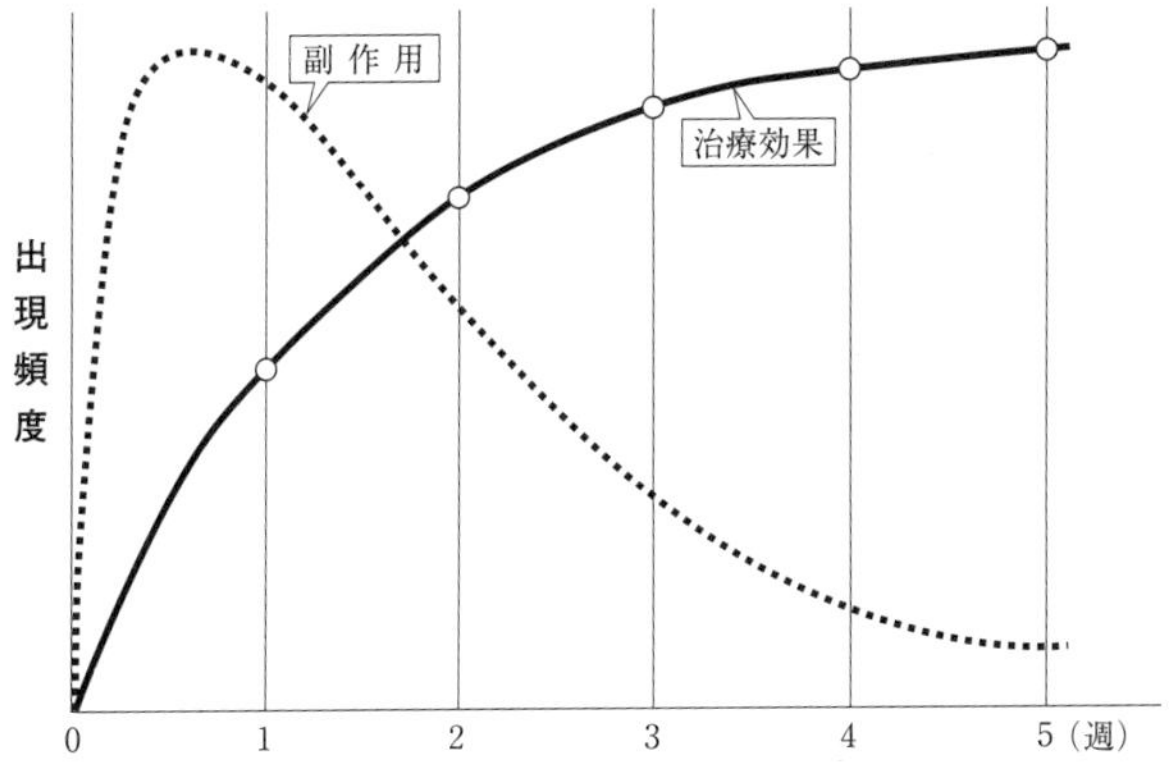


渡辺昌祐、横山茂生『抗うつ薬の選び方と用い方』（新興医学出版社）より（一部改変）

用初期に出現するので（113ページの図）、なおさら信頼関係が大切なのです。

ただ、「うつ」の人は、信頼関係を築きやすい人が多いので、あまり心配する必要はありません。

なかなか思うように症状の改善がみられなくても諦める必要はまったくありません。

私はなかなか良くならない「うつ」の人に対して、「ずっと続く『うつ』はないのですから、いつかは必ず良くなります。諦めずにいっしょに治していきましょう」とよく話します。

さきほど、「医師との相性が最も大切」と書きましたが、それでも、あまりに短期間で、たとえば一回や二回で通院を中断するのは得策ではないと考えます。

なぜなら、「うつ」のせいで、医師の言葉が実際以上に厳しく聞こえたり、嫌な感じがしたりしているかもしれないからです。上述のように、薬の効果が出るまでに通常、二週間から一カ月かかるので、途中で中止すると、せっかくの服用が無意味になります。

さらに、なにより私なら、新しい医師に対して、また一から病状を説明するのが、面倒に思えます。けれども、あまりに理不尽な言葉を浴びせられたり、なにも説明せず命令口調で指示されたりするときには、迷わず医者を変えてください。

## ＊適度な外出と運動は休むことと同じ

「うつ」の人は、病状が長引いてくると、外へ出るのを躊躇うようになります。自分に自信がなくなってしまうのです。このため、「うつ」が良くならないと訴え続けることがしばしば認められます。

さらに「うつ」の啓蒙書には必ず「休むことが大切」と書かれています。「うつ」の人は、それを楯にとり、どんなときでも守ってしまうことがあります。

何度も述べてきたように、確かに休むことは重要なのですが、「うつ」が長期化し、「いつまで経ってもなにもやる気がしない」と訴えるときには、「休まなくては治らない」ということは、あてはまりません。

私が考えている「休むこと」というのは、「無理をしない」「焦らない」ことであって、適度な外出と運動は、「休むこと」と同じなのです。つまり、ただ寝ていれば良いということではないのです。

確かに自殺の危険性があったり、うつ状態が非常に悪い時期は寝ることは必要なのですが、寝てばかりいると、慢性化してしまう危険もあります。

だいたい半年以上治療が継続しているにもかかわらず、「なにもやる気がしない」「家事をやる気がしない」「外へ出たくない」「ただ一日寝ていたい」などと訴える場合は、慢性化の因子が含まれていると考えられます。このとき、いくら寝ていても事態は好転しません。

私は、「うつ」の人がこのような慢性化の状態に陥って、そこに自殺の危険性がないならば、「とにかくなにかやってみる」ことを勧めます。

具体的には、その人が「うつ」になる前に好きだったこと、手芸、散歩、読書、ショッピングなど、以前だったらその人が楽しめたことならなんでもかまいません。とにかくベッドから出ることが必要なのです。

そして、実際にやってみると、「できない」と頑《かたく》なに信じ込んでいた「うつ」の人が、意外にもけっこうできたりするのです。実際、慢性化を来たしているときには「できない」という思い込みが強くなってしまい、できることもできないと錯覚していることがほとんどなのです。

よく私は「今のあなたは使ってなくて錆び付いた自転車と同じです。だから少し動かしてやればまたスムーズに走れるようになれます」と言います。

この頑なな思い込みは、第一章で述べた「うつ」の人の認知の歪みに由来しています。とにかく慢性化したときは、「まずなにか好きなことをやる」「ベッドから出る」ことを頭に入れておかなくてはいけません。

このことは認知療法ではよく知られていますが、一般の精神科医には知らない人がたくさんいると思われます。私自身が「うつ」になって、長期的になにもできないという悪循環に陥ったら、主治医にお尻を少し叩いて欲しいと思います。

ただ、ここでもなによりも信頼関係が重要になります。ある程度のリスクを冒しているからです。つまり、たいして精神的な負担にならないにしても、尻を叩くのですから、タイミングを外せば悪化する可能性もあるのです。

したがって、無理ならいつでもやめていいいし、休み休みやればよいというフォローもしておく必要があります。辛いなら、我慢せずにそのことを伝えるという約束もしておかなければなりません。

精神科医という人間は、私を含めて自分の価値観というものを持っています。精神療法というものはマニュアル通りにいかないことが多く、結局、マニュアル以外の部分が重要なケースが多いのです。それは、精神科医の人間としての価値観を治療という場に投企することです。ＤＳＭ－Ⅳという共通の診断基準があっても、精神科医によって治療法や考え方は結構異なるのです。

「うつ」の場合、長期化したときに精神科医の力量が問われるのではないかと私は考えています。もちろんこれは、自省の意味を込めて述べています。

## ＊発症のきっかけ

「うつ」を発症するときには、たいていなんらかのきっかけ（契機）があります。ただ、なにも思い当たることがないという人も少なからずいます。そのなかにも、ほんとうになにもない人と、よくよく聞くと、きっかけがある人がいます。

きっかけとしてよくあるのは、職業上の要因です。これには二種類あって、仕事そのものが量的に多すぎて疲労困憊《こんぱい》しているケースと、上司と部下に挟まれて悩むというような人間関係に由来するケースがあります。これ以外に、セクハラや職場でのトラブルなどもあります。

次いで、肉親の死などの「喪失体験」、糖尿病、心臓疾患、癌などの「身体疾患」、家庭内でのトラブル、引越し、多重債務などが比較的よく見られます。身体疾患については、高齢者に多いと思います。

確かに、上記のようなきっかけとなる契機体験が存在していることが多いのですが、それはあくまでも契機であり、原因ではないことに注意しなければなりません。契機は「うつ」の発症を後押しするものであっても、「うつ」が発症するための必要条件ではないのです。

しかし、それでも、私は必ず「うつ」を発症した人に、発症したときの状況やストレスの存在を尋ね、診断の参考にします。発症の契機体験を話すことは、「うつ」の人にとっては辛いことですが、精神科医がそれに耳を傾けて共感することで、医師と「うつ」の人の間に信頼関係を構築するのに、役立つのです。

## ＊トラウマとの関係

幼少期の虐待や学生時代のいじめのような、いわゆる「トラウマ（精神的外傷）」が、「うつ」の発症を促進するのかどうか。このことに対する明確な答えはありません。けれども、トラウマが再び刺激されれば、「うつ」を発症しやすいかもしれません。

たとえば、私のクリニックへ通院している「うつ」の人で、小さい頃、親に殴られていた体験を持つ女性がいます。彼女は、自分の子どもを発作的に叩いてしまったことをきっかけに「うつ」を発症しました。また、小中学校時代にいじめにあっていた男性が、職場で疎外されたことをきっかけに「うつ」を発症したケースもあります。

幼少期のトラウマは、その心的外傷の深さの程度にもよりますが、「うつ」よりも、「解離性同一性障害（以前は多重人格障害）」や「境界性人格障害」などの発症要因になる可能性の方が高いと言われています。

私も「うつ」の人にトラウマとなるような心的外傷体験を聴くことはあります。でも、それは、かなり信頼関係ができてから、しかも「うつ」がかなり改善している状態で聴きます。

なぜなら、トラウマ体験を話すことは、どうしようもなく辛いことだからです。急性期の「うつ」の人から聴きだすようなことはしてはならないと、私は考えています。

## ＊「うつ」由来の症状

「うつ」の症状として、記憶力の低下、判断力・決断力の鈍化がよく見られることは、第一章でお話ししました。しかし、「うつ」の人は、これらの症状が「うつ」由来のものであることに気づいていないことが、けっこうあるのです。

精神科医は、必ずこういった症状が出ていないかを「うつ」の人に質問すべきです。これを怠るような医師は、「うつ」をしっかり理解しているとは言い難いと私は思います。

また、体がだるい、疲労感が抜けない、動悸がする、胃が不快な気がする、性欲が落ちたなどの身体症状も、「うつ」の人の大半に出現します。

けれども、やはり、「うつ」の人は、このような症状を感じていても、「うつ」とは無関係と決めつけて話さないことが多いのです。ですから、「うつ」には身体症状が出現することを、精神科医は必ず説明すべきであると私は思います。

### ステップ3――治療方針を明示して欲しい

## ＊第一選択は薬

私が「うつ」になったときに、どのような治療を望むかをお話ししたいと思います。まず、私としては、薬、カウンセリング、認知療法（後述）などがどのようなものなのか、医師に説明してもらいたいところです。そのメリット、デメリット、効果などについても、説明を受けたいと思います。

薬とカウンセリングのどちらが有効であるかですが、私が「うつ」になったならば、薬の服用を第一選択とします。心理士による面接（カウンセリング）は、「うつ」の苦しさ、辛さを和らげてもらえるという意味では効果的かもしれませんが、話をすることで「うつ」が治ることはないと、私は考えています。

多くの方が誤解されていますが、カウンセリングという行為は、原則としてアドバイスや指示はしません。患者さんが悩みや苦しみを話し、それをカウンセラーが受け止め、それまで患者さん自身が気づいていなかったことに、カウンセラーを鏡のようにして気づく。このようにして、患者さんの対処行動がより現実的になることのお手伝いをするというのが、カウンセリングの基本原則です。

さて、私ならば第一選択が薬、補助的な手段として認知療法を選択します。実際、「うつ」

の治療に関しては、薬が最も効果的であるということが、これまでの研究から明らかになっています。したがって、薬を飲むのが怖い、薬を飲むと人格が変わってしまうのではないかというような、私に言わせれば的外れな心配は、「うつ」に関しては無意味です。

薬に関しては、いろいろと批判もあるようですが、私自身、投薬は「うつ」にとって非常に有効だと考えていますし、なにより自分が「うつ」になったら、必ず薬を服用します。

その一方、薬が無効であったり、有害である場合も存在します。また、体質的に薬がまったく服用できない人もいます。それ以外でも、医師との信頼関係が築けないとき、誤診であるとき、医師に処方センスがないときには、薬の服用が効果的でないこともあります。

この場合、私は患者さんが損をしていると考えます。なぜなら「うつ」の人にとって、正しく薬を使用することは、大きな利益になるからです。

### ＊可能な限り少ない投薬

ちなみに、私のクリニックでは、診療方針として「可能な限り少ない投薬」ということを掲げています。これは、もちろん「うつ」にも適用しています。

必要最小限の薬しか使わないためには、まずその人に合う薬を見つけることが大切です。

合う薬を最小限使用することで、短期的・長期的な副作用の出現を予防できます。そのようにして、私は「うつ」の人の生活の質を落とさないようにしたいと考えています。

さらに、薬の最小限の使用を実現するために、認知療法と環境調整（後述）を、ケースに応じて行います。

薬だけでは「うつ」が良くならないのは明らかです。そして、認知療法と環境調整には、薬の使用量を減じる効果が認められています。精神科医は、なかなか症状が良くならないからといって薬を強くするのではなく、その前に認知療法と環境調整を考慮するべきです。それらに副作用はないのですから、積極的にやって然るべきだと私は思います。

では、私が「うつ」の薬を投与するときに、どのような意図を持って処方するのかを述べたいと思います。投薬内容を見れば、精神科医がどのような治療戦略を持っているのかが推測できます。

## ＊ＳＳＲＩ、ＳＮＲＩの利点と副作用

現在の時点では、私が「うつ」だったら、最初に抗うつ薬としてＳＳＲＩ（選択的セロト

ニン再取り込み阻害剤＝Selective Serotonin Reuptake Inhibitors）であるフルボキサミン（商品名　デプロメール、ルボックス）かパロキセチン（商品名　パキシル）、あるいはＳＮＲＩ（選択的セロトニン・ノルアドレナリン再取り込み阻害剤＝Selective Serotonin Noradrenarin Reuptake Inhibitors）であるミルナシプラン（商品名　トレドミン）を処方してもらいます。

これにはいくつかの理由があります。

一つは、これまでの抗うつ薬に比べて副作用が少ないということ。もちろん、副作用がない、ということではありません。短期的にはむしろ多いでしょう。

最もよく出る副作用は、吐き気、胸のむかつきです。私の印象では、ＳＳＲＩの三割ほどに、ＳＮＲＩの二割ほどに、この症状が出現します。男性よりも女性に出現しやすい感じがします。私はＳＳＲＩを処方するときは、吐き気を予防する薬を同時に投与しています。

この吐き気は、一週間前後で少しずつ減っていき、二週間ほどで減弱します。薬の効果は、副作用の減退と相前後するように、二～四週間後から発現します。そのときには、吐き気止めの薬は中止します。

他によく見られる副作用には、眠気があります。ただ、仕事に集中しているようなときにはそれほど気にならない程度のものです。長期的な服用での安全性は高く、大量服薬時の危険が比較的低いとも言われています（これまでの抗うつ薬は、大量に服用すると生命の危険がありました）。

他に気になる副作用としては、これは「うつ」の症状でもあるのですが、性欲が落ちるということが挙げられます。あまり知られていないことですし、医者にも聞きにくいことだと思いますが、比較的よく見られる副作用の一つです。

## ＊セロトニン仮説

また、ＳＳＲＩ、ＳＮＲＩは、その作用機序を理解しやすいというメリットがあります。

私は126ページの図のような「セロトニン仮説」と呼ばれているものをよく示します。そして、次のように説明するのです。

「脳内には一四〇億個の神経細胞がありますが、『うつ』になると、神経細胞と神経細胞の間、つまり、神経間隙（正確にはシナプス間隙）に、神経伝達物質であるセロトニンが少なくなるらしいのです。そうすると、抑制系というものがうまく働かなくなり、悲しいことがあるとものすごく悲しくなったり、嫌なことがあるとものすごく嫌な気持ちになったりする

セロトニン仮説

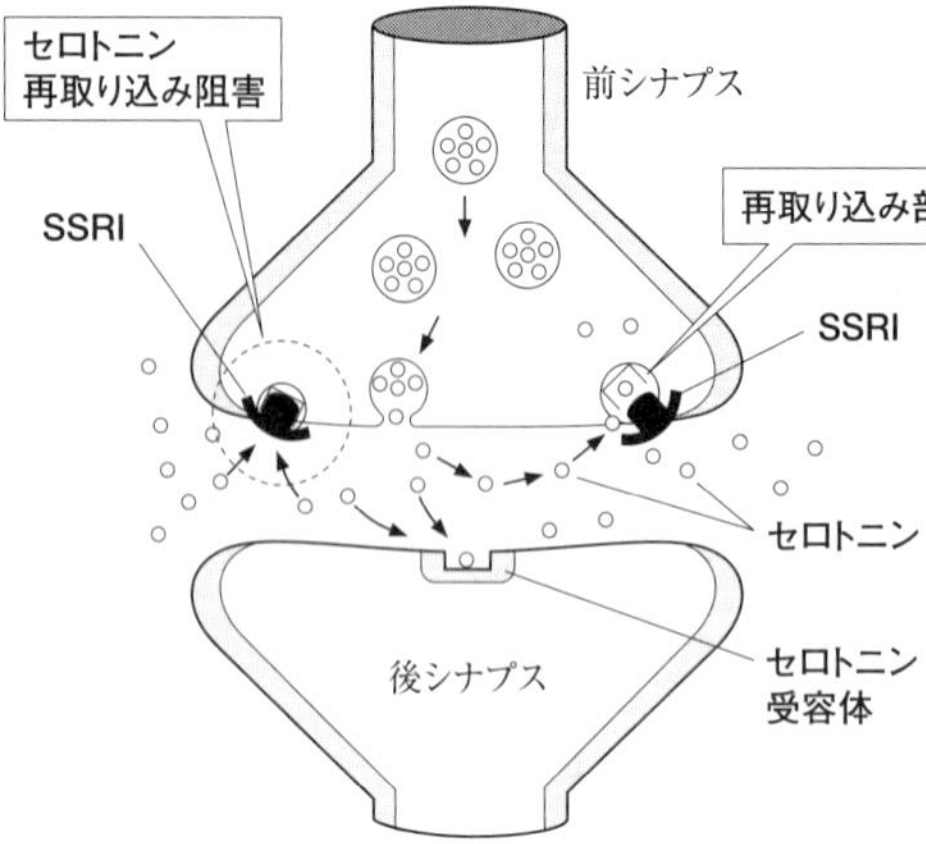


のです。普段、私たちは『なんとかなる』とか、『寝りゃ直るさ』とか考えて生きていますが、それができなくなるんですよ。『じゃあセロトニンを補えばいいじゃないか』ということになるのですが、セロトニンそのものを血液を通じて脳に送り込むことはできません。では、どうするか。神経伝達物質であるセロトニンは、神経細胞間の情報を伝える役割を持っていますが、その一部が元の神経細胞に戻ってきます。それを薬でブロックして戻れないようにして、神経間隙にセロトニンを増やします。そうすることで、元のあなたに戻れるのです」

## ＊セロトニン仮説に対する疑問

第一章でもふれましたが、セロトニン仮説には、現時点ではまだ不明の部分が多々あります。神経伝達物質の一つに過ぎないセロトニン量の減少だけが「うつ」に関与しているとするのは、セロトニンを増やせば「うつ」が治るという誤解を生んでいるでしょう。

現時点において「うつ」は、「セロトニンだけでなくさまざまな脳内化学物質が影響している可能性があり、それぞれの生活史やストレスなどが影響している」としか言えないことも、また事実なのです。

だからこそ、ＳＳＲＩは第一選択薬となりえても、それだけでは「うつ」は治りません。私自身、このような考え方で治療にあたっています。しかし、それでも私は、ＳＳＲＩ登場以降の「うつ」の治療は、それまでよりもはるかに進歩しているという実感を持っています。

## ＊なぜSNRIではなくSSRIか

ノルアドレナリンは、それが少ないと意欲が低下するといわれています。ＳＮＲＩはセロトニンとノルアドレナリンの両方を神経間隙に増加させます。

このように説明すると、ＳＳＲＩではなく、すべてＳＮＲＩにすればいいように感じますが、ことはそう単純ではありません。

薬の効き方は、人によって個人差が大きいのは当然ですが、私個人の印象では、SSRIであるパキシル、デプロメール、ルボックスの方が、「うつ」に対する効き方がシャープなような気がするのです。したがって、私の第一選択薬は今のところSSRIです。SNRIであるトレドミンは、SSRIに比べて副作用が出にくい印象があるので、私は吐き気が出現しやすい人や副作用に敏感な人に処方します。いずれにしてもSSRI、SNRIによって、「うつ」の人の約五～六割は、一カ月以内にかなり症状が改善すると私は考えています。

## ＊Activation syndrome、離脱症状

ここで、SSRI、SNRIの副作用の注意点を二つ示します。

一つはActivation syndromeと呼ばれ、投与開始後まもなく、通常一〇日以内に不安、焦燥、不眠、攻撃衝動、自殺企図などが見られるというものです。このような副作用を防ぐため、同時に安定剤を投与することもあります。

しかし、私は数千例の投与ケースのなかで、はっきりとActivation syndromeと呼べるものに遭遇したことはありません。ですから私は、基本的にSSRI、SNRIを単剤で投

与することが多いのです。

平成一八（二〇〇六）年二月に厚生労働省は、ＳＳＲＩをはじめとする一二種類の抗うつ薬について、自殺を促す恐れがあることを明記するよう、製薬会社に求めました。この一二種類の抗うつ薬とは、実は医師が処方するほとんどすべての抗うつ薬が含まれます。

これは、数年前からすでに指摘されていたことで、とくに一八歳未満の人にＳＳＲＩを投与したときに、自殺企図のリスクが高まることが報告されていたのです。

私自身は、ＳＳＲＩの投与によって、自殺のリスクが明らかに高まったという経験はありません。もちろん、自殺に至ったケースもありません。あくまでも私見ですが、慎重に投与し、患者さんとの信頼関係を築いて緊密に診察しさえすれば、ＳＳＲＩが原因とされる自殺は防げるのではないかと考えています。

さて、もう一つは、離脱症状と呼ばれるものです。禁断症状といってもいいかもしれません。これは、ＳＳＲＩ、ＳＮＲＩを断薬するときに現れる症状です。とくに、ＳＳＲＩであるパキシルを断薬するときに多く、二〜三割ほどの患者さんに症状が見られます。具体的には、ふらつき、めまい、動悸などがよく出る症状です。

したがって、私はパキシルを中止するときは、徐々に一日の投薬量を減量し、一日おき、二日おきというようにして、断薬するようにしています。

他にSSRIのメリットは、不安障害にも有効であることが多いところです。SSRIであるパキシルは、パニック障害、社会不安障害などにも有効ですし、SSRIであるデプロメール、ルボックスは、強迫性障害、社会不安障害などにも効きます。

また、服用回数についても、SSRIであるパキシルは一日一回、デプロメール、ルボックスは一日一〜二回で済みます。他の医療機関から来院する「うつ」の人で、パキシルが一日三回服用となっているケースがよくあるのですが、これは医者のセンスが悪いと思います。

## ＊他の抗うつ薬を使うケース

SSRI、SNRIの説明が長くなってしまいましたが、他の抗うつ薬についても説明したいと思います。

【更年期以降の女性の「うつ」の場合】

私にとって、SSRI、SNRIが第一選択薬とならないのは、更年期以降の女性の「うつ」の場合です。ふらつき、動悸、食欲不振などの身体症状が強く出現する五〇歳以降の女性には、スルピリドの処方をまず私は考えます。

これは第三章で述べたように、八割方の女性に速やかに、そして極めて鋭敏に効果を発揮します。それもそれほどたくさんの量は不要です。一日一五〇㎎で十分です。

気になる副作用は、生理不順です。若い女性の場合はほとんどが生理不順になるので、あまり投与しません。また、長期的に服用すると、元来、胃潰瘍にも効く薬であるせいか、体重が増加することが多く、その点は注意が必要です。


【ＳＳＲＩ、ＳＮＲＩが無効の場合】


他の抗うつ薬は、基本的に「うつ」の第一選択薬にはしていません。処方するのは、ＳＳＲＩ、ＳＮＲＩが無効だったり、副作用が強すぎて服用できなかったりする場合です。

ただ、無効という判断は、パキシルなら一日四〇㎎まで、デプロメール、ルボックスなら一日一五〇㎎まで増量し、一カ月間服用を継続してから下さないといけません。効かないからといって、すぐに服薬を中断すると、それまでの服薬と期間が無駄になってしまいます。安易に判断すべきではありません。

無効の場合、私が第一選択薬としてよく使うのはアモキサピン（商品名アモキサン）です。

比較的速やかな効果発現が期待できます。その次はクロミプラミン（商品名アナフラニール）です。この薬は、パニック障害にも有効なことが多く、不安、動悸などにも効くことがあります。

この二つは、最も古いタイプの抗うつ薬である三環系抗うつ薬に属するのですが、他の三環系抗うつ薬に比べて、副作用が少ない印象があります。三環系抗うつ薬の副作用には、口渇、便秘、排尿困難、眠気、倦怠感、ふらつきなどがあります。

他に、私が用いるのは三環系抗うつ薬より新しく、ＳＳＲＩより古い、四環系抗うつ薬と呼ばれるミアンセリン（商品名テトラミド）やトラゾドン（商品名レスリン、デジレル）です。これを寝る前に使うのです。ミアンセリン、トラゾドンは眠気が強いため、抗うつ効果と睡眠促進作用の両方を期待して処方します。

「うつ」が長期化し、なかなか改善しないときは、やむを得ず何種類かの抗うつ薬を同時に処方することもあります。

【精神安定剤、睡眠導入剤について】

精神安定剤を処方するかどうかですが、私の場合、ＳＳＲＩ、ＳＮＲＩを処方するときは原則的に同時に投与しません。けれども、不安や焦燥感が強いときには処方します。それ以外の抗うつ薬を投与するときには、「うつ」の人の状態に合わせて決定しています。

睡眠導入剤は不眠があれば使用します。ただ眠れるようになれば、できるだけ早期に中止するように勧めています。

精神安定剤、睡眠導入剤はすぐに効くので、抗うつ薬と違い、原則的に服用し続ける必要はないと私は考えています。


薬の投与についてはこのほかにもたくさんのパターンがあるのですが、紙面に限りがあるので、これ以上述べるのは控えます。

繰り返しになりますが、最も大切なことは、「うつ」の人それぞれに合う薬を見つけることです。薬の効果には、個人差が大きいからです。

## ＊いつまで飲み続けるべきか

いつまで服用を続けるかというのは難しい問題です。「うつ」がいつ治るか明言できないのと同様、いつまで薬を飲み続けなくてはならないかは、なかなかはっきり言えません。これも個人差が大きいのです。

私は、これまでは「概ね半年ほど」と言うことが多かったのですが、最近は「人によって違うから、相談して決めましょう」と言っています。

一つの目安として、初診の「うつ」の人には次のように話します。

「あなたが薬を飲むと、二週間ぐらいで薬が効いてきて、一カ月ぐらいで『うつ』の症状がかなり良くなると思います。それで、いつ薬を中止するかですが、すぐには止めないでください。すぐに止めると症状が再燃しやすいのです。私はこれまでは概ね半年ほどと言ってきましたが、人によって期間はかなり異なるので、私と一緒に考えていきましょう」

上述のように、「うつ」の再発については、初回の「うつ」が治って薬を止めてから、その後二年間の「うつ」の再発率は五〇％、二回目以降の「うつ」が治って薬を止めてから、その後二年間の再発率は九〇％というデータがあります。これほど再発率の高いのが「うつ」なのです。

再発を繰り返すと、その度に社会的に撤退を余儀なくされ、非常に辛い思いをします。それだけでなく、地位や職業を失うことにもなりかねません。

ですから私は、薬の副作用があまりなく、再発の危険が少しでも感じられるなら、なるべく少量でもかまわないので、薬を続けたほうがいいと考えています。

## ステップ4――認知療法を教えて欲しい

### ＊思考の歪みを修正する

自分に合った薬を見つけて服用することも重要ですが、それと同じくらい「認知療法」を身につけることも大切だと私は考えています。

認知療法とは、簡単に言えば、第一章で述べた「うつ」の人のマイナス思考、悲観的考え方を修正するスキルのことです。

私がよく「うつ」の人に話すのは、物事の見方によって、気分はマイナスにもプラスにもなるということです。

仮に私が「うつ」で、先輩医師に「その処方の仕方は誤りだ」と指摘されたら、「取り返しのつかないミスをしてしまった。私は精神科医として失格だ」と考えることでしょう。同様に、書類に少し書き間違いをしただけで「致命的なミスをした。医師免許を剥奪されるかもしれない」と大真面目に心配することでしょう。

普段の私なら、それぞれ「さすが先輩はいい忠告をしてくれるな。これからは注意しなくては」「少し疲れているから単純ミスをしたのかな。気をつけよう」と考えることでしょう。

つまり「うつ」の私は、すべての事柄を悲観的に、それも極端にマイナスに考えてしまうのです。それはありありとした現実を反映していると、「うつ」の私は考えています。しかし、その現実は「うつ」の思考の歪みによって、極端に負の方向に歪曲されているのです。そのことに「うつ」の私はまったく気がつきません。

さらに、この歪曲が完全に固定化されると、「視野狭窄」に陥り、第五章で述べるように、「自殺」の危険性が高まります。したがって、認知療法をマスターすることは、自殺を予防することにもなるのです。

ただ、実際の臨床場面では、「うつ」が極期にあり、考える力がなくなっているときに、認知療法を理解して実践することは非常に困難です。むしろ認知療法は、「うつ」の再発を防ぎ、日常生活を楽しむために用いるのがよいと私は考えています。

「うつ」の人はついつい悲観的な考えになってしまうので、それをより現実的な考えに修正するのです。それができれば、自殺の危険性は遠のき、日々の暮らしも明るくなるはずです。

## ＊五つのコラム法

「五つのコラム法」と呼ばれるものを紹介しましょう。

この方法は、認知療法のスタンダード的なものです。でも、これを完璧にマスターして毎日実践するのはかなり難しく、私もクリニックで多くの「うつ」の人にこの方法を教えてきましたが、これを普段の生活に取り入れている人はそう多くありません。もちろん、私の教え方がまずいという可能性もありますが……。

ですから、最近は、五つのコラム全部ではなく、第三のコラム「自動思考」と、それに代わる第四のコラム「適応的思考」だけを、いつも頭の中に思い浮かべてシミュレーションするように、勧めています。

では、「五つのコラム法」のやり方を、例を挙げて紹介します。

これは以下のように、第一のコラムから第五のコラムまでを、自分で書き込んでいきます。日々の生活のなかで少しでも気になったことを、書けばよいのです。どこでやってもいいですし、いつ行ってもかまいません。逆にどのような状況でもできます。それぞれのパーセンテージ（％）は、自分自身の感覚で付ければいいし、合計が一〇〇％にならなくてもかまいません。

## 5つのコラム法

| | |
|---|---|
| 状　　況<br>(第1のコラム) | |
| 気　　分<br>(第2のコラム) | |
| 自動思考<br>(第3のコラム) | |
| 適応的思考<br>(第4のコラム) | |
| 心の変化<br>(第5のコラム) | |

この方法のよいところは、自分自身の思考パターンがわかるだけでなく、気持ちが楽になり、やればやるほど成果が上がる点にあるのです。

【ケース二】

日付　二月一九日

◆第一のコラム「状況」

記入例「同窓会の幹事を引き受けていたのだけれど、案内状の日付を間違って印刷してしまった」

◆第二のコラム「気分（不安、悲しみ、落胆、怒りなど）」（強さ〇～一〇〇％）

記入例「憂うつ感（八〇％）、不安（六〇％）、絶望感（四〇％）」

◆第三のコラム「自動思考（不快な感情を経験するときに心に占めている考えやイメージ）」（確信度〇～一〇〇％）

記入例「大変なことをしでかした（六〇％）、友人はあきれているだろう（七〇％）、いつも失敗する（八〇％）、自分はなんてダメな人間なんだ（五〇％）」

◆第四のコラム「適応的思考（自動思考に代わる思考）」（確信度〇～一〇〇％）

記入例「明日連絡すれば取り返しのつかないことではない（八〇％）、最近疲れているからミスをしたみたいなので、これからはいろんなことを慎重にやろう（七〇％）、こんなミスは誰にでもあるのだから、友人もわかってくれるだろう（六〇％）」

◆第五のコラム「心の変化」（確信度〇～一〇〇％）

記入例「憂うつ感（五〇％）、不安（四〇％）、絶望感（二〇％）」

【ケース二（筆者）】

日付　二月二二日

◆第一のコラム「状況」

記入例「講演会の日程を一週間間違えていて、行ったら誰もいなかった」

◆第二のコラム「気分（不安、悲しみ、落胆、怒りなど）」（強さ○～一〇〇％）

記入例「恥ずかしい（八〇％）、情けない（六〇％）、腹立たしい（六〇％）」

◆第三のコラム「自動思考（不快な感情を経験するときに心に占めている考えやイメージ）」（確信度○～一〇〇％）

記入例「いつもこんな失敗ばかりだ（八〇％）、自分はなんてダメな人間なんだ（七〇％）、いつか大変なミスをしてしまうかもしれない（六〇％）」

◆第四のコラム「適応的思考（自動思考に代わる思考）」（確信度○～一〇〇％）

記入例「誰でも勘違いはある（七〇％）、これからは大切なことはメモすれば大丈夫だ（八〇％）、たいしたことのない間違いだ（八〇％）」

◆第五のコラム「心の変化」（確信度○～一〇〇％）

記入例「恥ずかしい（五〇％）、情けない（四〇％）、腹立たしい（三〇％）」

これを日々習慣付けて行うのは、なかなか難しいことです。ですから、上述のように、第三のコラム「自動思考」と第四のコラム「適応的思考」だけを、頭で思い浮かべてシミュレーションすることを勧めています。

もちろん、認知療法をマスターしたいという人には、もっと詳しく教えるようにしています。認知療法の解説書はたくさん出版されているので、自分自身で学習することも可能です。「うつ」の人にとっては、薬の服用と同様に認知療法を知ることが大切だと私は考えています。実践は難しくても、自分の考え方のパターンを知ることができれば、それを現実に即して修正することも、いずれできるようになります。

もしあなたが「うつ」で、主治医が認知療法を知らない、あるいは実践していないのなら、自分自身で学ぶべきだと私は思います。それほど価値のあることなのです。

## ステップ5——環境調整を手伝って欲しい

## ＊再発をいかに防ぐか

「うつ」が改善し、日常生活に戻っていくときには、慎重に事を運びましょう。上述のように、「うつ」は再発の多い病気です。しかも、状態が改善してから早期に再発しやすいのです。ですから、とくに職場への復帰は、慎重に慎重を重ねる必要があります。

多くの「うつ」の人が、職場でのストレスをきっかけに発病しています。したがって、同じ職場、同じ人間関係のところへ復帰するのは、かなりリスクが高くなります。

「うつ」の人は元来、生真面目な人が多いのか、あるいは自分のポジションがなくなることを恐れてか、職場復帰を急ぐ傾向にあるような気がします。

「うつ」の状態が改善し、復帰を考慮しているとき、「うつ」の人は「だいぶ状態は良くなったと思います。そろそろ職場に戻りたいと思うのですが、仕事のことを考えると不安になったり、動悸がしたりするんですよ」と話すことがよくあります。

このようなときに復職するのは、得策ではありません。無理をすれば職場復帰は可能ですが、長続きしません。

かつて私は、患者さん本人が強く希望し、しかも状態がしっかり改善されているなら、多少、不安感を抱えていても復職を認めていたのですが、やはり多くの人が、半年以内に再び休職に追い込まれてしまいました。これらの体験から、「うつ」の人の職場復帰については、より慎重に考えるようになりました。

また、上述のように、職場復帰に際して、当面の勤務軽減措置を考慮してくれる企業には、できるだけ便宜を図ってもらうようにしています。具体的には、三カ月程度は残業、休日出勤、遠方への出張を控えてもらいます。

自分が「うつ」から職場復帰するにあたっても、やはり主治医に軽減措置を講じるための診断書を書いて欲しいと思います。

同じ職場に戻るか、あるいは配属を変更してもらうかですが、これは発病のきっかけとなった状況にもよると思います。

基本的には、慣れた職場に復帰する方がいいと思いますが、「うつ」が職場での人間関係のストレスに由来するようなら、配置転換した方がいいでしょうし、過重労働のストレスに由来するなら、同じ職場で勤務を軽減をしてもらう方がいいでしょう。

いずれにしても、主治医と相談して、どうすればスムーズに復帰できるのか、どのような診断書が有効なのかを考えていくことが大切です。

さらに、会社はどの程度の配慮をしてくれるのか、産業医はどれほど「うつ」を理解しているのかを、復帰前に調べておくことも重要です。

職場に起因する「うつ」だけでなく、家庭環境や周囲の環境に由来する「うつ」でも、当然、回復したあとの環境調整は重要です。回復期にストレスのかからない環境を整えることは、再発を防ぐためには大切なことです。

**＊治ったように見えるだけ**

「うつ」が改善すると、家族は、以前と変わらない仕事量を期待しがちです。これは、患者さんが主婦の場合、とくに顕著です。でも、やはり病み上がりなので、無理をさせてはいけないということを家族も理解することが必要です。

「うつ」は、骨折や胃潰瘍などと違って、これで完全に治ったという線引きが難しい病気です。悪いところが目に見えないので、長引くと、どうしても家族は「怠けているんじゃないのか」と考えがちです。私もクリニックで、「うつ」の人本人から、あるいは家族から、間接的直接的にこういう話をよく聞きます。

家族がつい言ってしまいがちなのが、「いつまで薬を飲んでいるんだ」「いつまで病院に通っているんだ」「甘えているだけじゃないのか」などの言葉です。けれども、これは的外れなのです。

私は、クリニックへ来た家族によくこう言います。

「少し考えてもみてください。誰が好き好んで精神科、心療内科などへ通いますか、精神の薬を飲み続けるようなことができますか。それほどの事態がまだ続いているのです。それほどの苦しみなのです。そのことを理解してあげてください」

私が「うつ」になった場合でも、主治医には、もし家族が「うつ」を誤解していたら、ちゃんと説明して欲しいと思います。

**＊費用**

最後に、「うつ」の治療にかかる費用について、簡単にふれておきます。

「うつ」の通院の費用負担は、原則、社会保険でも国民健康保険でも三割です。

診察代は、初診が二五〇〇円程度、再診が一五〇〇円程度です。この他、別途、薬代が必要です。新しい薬、たとえばＳＳＲＩやＳＮＲＩは、以前からのものに比べれば、値段は高いです。また、ＳＳＲＩやＳＮＲＩ以外の薬は、価格の安いジェネリック医薬品があります。

また、通院が一定期間継続するならば、平成一八（二〇〇六）年四月からは、それまでの

「通院医療公費負担制度」に代わり、「自立支援医療費制度」の適用を、「うつ」の人は受けられます。この制度で、患者さんの負担は原則一割になります。診察代、薬代とも一割負担で済むので、経済的負担は格段に軽減します（といっても、前の制度では五％負担だったものが、一割負担に上がるわけですが……）。「うつ」の人は、主治医に相談してください。

入院費用は、病院によってかなりばらつきがあります。精神科・心療内科の入院ベッドがあるところには、たいていソーシャルワーカー（社会福祉士）が勤務していますので、相談するとよいと思います。いろんな制度を教えてくれます。

# 第五章　「うつ」による自殺

## 現代精神医学の限界

### ＊なにがきっかけだったのか

私が精神科医として働き始めて、二〇年近く経ちます。その間、私自身が把握しているだけで数十人のうつ病の受け持ち患者さんが自殺しています。必ず毎年、数人の患者さんが自殺してしまうのです。

そして、その度に「もっと適切な方法があったのではないか」「ああすれば助けられたのではないか」「私が主治医でなければ自殺しないで済んだのではないか」という慙愧の念に強くとらわれます。

けれども、どんな最善の治療を施したとしても、うつ病の患者さんの一定数は自殺してしまうことはわかっています。これは現代精神医学の限界であり、見方を変えれば、一種の「自殺するという選択の権利」なのかもしれません。

それでも一旦は私が主治医となった患者さんが自殺してしまうことは、あまりにも耐えがたく、残念でなりません。彼らが、自らの意思ではなく、家族に強制的に連れられてきた場合でも、一度は精神科医である私と面接した後に自殺しているのです。

受け持ち患者さんが自殺した夜は、経験を重ねても眠れず、どうしてもあれこれ考えてしまいます。

私のクリニックを訪れる患者さんは、しばしば「死にたい」と訴え、大量に薬を服用したり、リストカット（「うつ」の人は、あまりリストカットはしません）を繰り返したりします。でも、その多くは自殺未遂に終わり、実際に死に至ることは稀です。それでも、年間数人が死を選択しています。そして、そのほとんどが「うつ病」の患者さんなのです。

今回、うつ病の本を書くにあたり、これまで私の記憶から排除しようとしていた、死に至った患者さんたちのことを思い起こしました。

なにが彼らを死に追いやったのか、なにがきっかけだったのか、私にできることはなかったのか、私の治療法は正しかったのか、といったことを自問自答しました。そこに共通するような現象が存在していたかどうかを検証しました。

この作業は、私にとって断腸の思いでした。しかし、うつ病で苦しむ人たちが自殺という最悪の結果から免れるためには、必要不可欠なことだと考え、書くことにしました。

これまで不幸にも自殺してしまった患者さんのためにも、これからの犠牲者を一人でも少なくするためにも、私は本書を書かねばならなかったのです。

この章では、自殺に至ったケースを、三つ詳述したいと思います。

## 四〇歳代男性、Jさんのケース

### ＊発病

Jさんは、初診時四五歳の男性で、自殺に至るまでの四年間、私のクリニックへ通院していました。父親は機械メーカーのサラリーマン、母親はスーパーでパート従業員をしていました。地元の工業高校を卒業したJさんは、自動車部品のメーカーに就職しました。

三人兄弟の真ん中で、兄と弟がいます。性格は積極的で、高度経済成長の只中から会社人間として、働き始めたのです。

仕事は営業職で、真面目な働きぶりは評価も高く、順調に出世していきました。二九歳で見合い結婚し、一男一女をもうけました。三五歳で係長に、四四歳で課長に昇進し、順調な人生を歩んでいました。

しかし、Jさんが四五歳のとき、業務命令でパソコンを使わなくてはならなくなりました。それまでパソコンは苦手で、ほとんど使ったことがなかったのですが、管理職となり、業務上、必要になったのです。パソコン教室に通ったりして、悪戦苦闘しましたが、なかなか思い通りに使いこなすことはできません。

そうこうするうちに、パソコン画面上の見積書の桁を見間違えてしまうという事件が起こりました。そのときは事なきを得ましたが、それ以降、Jさんは朝起きると、頭痛がするようになりました。仕事中もパソコンのことばかりが気になり、業務に集中できません。しだいに夜中に何度も目が覚めるようになりました。眠れないこともあり、倦怠感、疲労感を強く感じ、記憶力が低下し、判断や決断ができないような状態にまで陥りました。日中でもぼんやりしているJさんを見かねた上司の部長が、心療内科に行くことを勧め、Jさんは妻に付き添われて、私のクリニックを受診しました。

Jさんの初診時の症状は、精神面では、憂うつ、悲観的、不安、自責感、過度な心配、罪悪感、人に会いたくない、何をしても楽しくない、思考力、集中力、記憶力、決断力の低下、考えがうまくまとまらない、億劫、無気力、世間に対する興味関心の低下、思うように日常的な活動ができない、などを認めました。

身体面では、疲労感、全身倦怠感、朝早く目が覚める睡眠障害、喉がやたらに渇く、動悸、重い石を載せたような肩こり、食欲不振、胃の膨満感、性欲減退、などを認めました。

Jさんは典型的なうつ病であり、私は服薬と休養を強く勧めました。

Jさんは、「これまで真面目に懸命に生きてきたのに、自分はなんて価値のない人間なんだ。生きる意味はない」と訴えました。「自分が存在していることで周りに迷惑をかけてしまう。早く消え去りたい」とも言いました。

さらにJさんは、「自分は生きるに値しない人間なので、家にも会社にも自分の居場所はない。それでも会社に行かないことはどうしてもできない。行かないと、自分はこの世にいてはいけない人間だと考えてしまう。休むこともできない」と話しました。

Jさんは「仕事に出ない自分に、もはや価値はない」と言いながらも、「この辛い状況から抜け出すためには、休養をしなければならない」と私に強く説得され、一カ月間休んで、自宅療養することになりました。

服薬と休養によって、初診時よりは気分が回復したJさんは、「早く職場に戻りたい」と訴えました。ただ、「仕事のことを考えると汗が出たり、眠れなくなることもある」とも言うため、私はもう少し休養を勧めたのですが、「家にいてもやることがないし、家族にも迷惑をかけるから」と、復帰を強く希望し、私が折れる形で職場復帰しました。Jさんの妻は「心配だけれども、夫が強く望むから、そうさせてあげた」と言いました。

## ＊復帰、再び休職

職場復帰して、元の職場に戻ったJさんは、復帰後の二カ月程は、とても張り切って精力的に仕事をこなしているように傍目からも見えました。ただ、前より落ち着きがなく、よく喋るようになったと同僚は感じていたようです。

Jさんは、苦手のパソコンを克服しようとして、以前、途中で断念したパソコン教室にも毎日仕事が終わってから、通うようになりました。

私はJさんが軽い躁状態にあると考え、「仕事はセーブすること、睡眠は十分に取ること、服薬通院は定期的にすること」を約束させました。しかし、Jさんの仕事のペースは衰えず、「これまでの遅れを取り戻さなくてはいけないから」と言って、毎日遅くまで残業していました。

そのような状態が一カ月ほど続いたあと、それまで快調だった朝の気分が、まったく突然に非常に重く感じられ、嫌な気持ちになりました。体に鉛を入れられたように重く、体をひきずるようにして会社に行きました。

なんとか会社にたどりついたJさんでしたが、仕事をやろうにも頭がまったく働かず、どれだけ時間をかけても一向に仕事は進みませんでした。それまで元気すぎるほどだったJさんは、新しい取引先を開拓しようとしていたため、仕事量が増えていました。

けれども、仕事は一向に捗《はかど》りません。一生懸命にやろうともがくのですが、朝の気分は最悪だし、体には疲労が貼りついたようになっているし、仕事はたまっていく一方です。

そのような状態でも、Jさんは悪戦苦闘して、夜遅くまで残業して仕事を終わらせるようにしていました。私のクリニックへも、妻に薬を取りに来させ、服薬も怠りがちになっていました。

このような状態が二週間続いたある朝、妻に「もう自分はダメだ、死ぬしかない」などと言い、慌てた妻がJさんを連れて、私のクリニックを受診しました。

自分で弱音を吐いて来院したにもかかわらず、Jさんは「自分は仕事を休めない。薬をちゃんと服用するから、明日からは会社に行く」と言い張りました。私はとにかく一カ月間休むように強く説得し、Ｊさんも渋々ながら納得しました。

再び自宅療養が始まりましたが、自宅にいても落ち着かない日が続きました。一カ月間の期限が迫ってきても、Ｊさんの状態は改善せず、朝の気分の悪さ、意欲の低下、集中困難があり、「外出する気にはならない」と訴えました。

Ｊさんは会社に復帰すると主張しましたが、この状態での復帰は無理だと判断し、私は、診断書の休職期間をさらに延ばしました。Ｊさんは不承不承でしたが、納得しました。

その後も経過は芳しくなく、しだいに休職期間も延びて行きました。結局、四カ月間休職し、通院と服薬を定期的に行いました。日常生活でも、毎日散歩したり、妻と買い物に出かけたりするようになりました。「復職に少し不安はあるけれど、今回は少し助走をつけてから復帰したい」とＪさんは話しました。

私は、Ｊさんの会社の産業医と連絡をとり、人事担当者とも話をして、復帰後一カ月ほどはあまり責任の重い仕事はさせず、残業、休日出勤もさせないことを条件に、復職させました。

## ＊復職、異動、昇進

復帰直後の診察では、「まだ調子が出ない」と話していましたが、一カ月もすると以前の調子を取り戻し、うつ病になる前とそれほど変わりなく仕事をこなすようになりました。通院服薬も自ら定期的に行っていました。「もう昔と変わらない。年なので少し体力がなくなったぐらいだ」とJさんは話し、会社側も配慮して、Jさんは、それほど責任がかからない部署へ異動になりました。

配置換えはやや不本意であったものの、Jさんは安定した状態を保ち、魚釣りも始め、生活を楽しむ余裕もでき、うつも改善したと実感していました。

そのような安定した状態が三年間続きました。「安定しているし、いつ薬をやめようか」と、私たちは相談していました。

しかし、会社の事情で、再びJさんはたくさんの部下のいる部署へ異動になりました。会社にとって重要な部署です。Jさんは「病気で躓《つまず》いたけれど、捲土重来《けんどじゅうらい》、頑張りたい」と言い、私も、もう治癒といってもよいくらいJさんの状態が改善していたこともあり、異動をともに喜びました。

けれども、不幸は再び訪れました。新たな部署で成果を上げたJさんは、部長に昇進したのです。Jさんは管理職として、日々神経をすり減らすようになりました。そして、またも

やパソコンを使う必要に迫られ、日々パソコンと格闘するようになりました。

しかし、一カ月もしないうちに、動悸や手の震え、喉の渇きを覚えるようになりました。Jさんは、「以前の症状がまた出ているみたいです。また自分がうつ病になるのではないか心配です」と言います。

薬を増量しましたが、改善せず、しだいに、不眠、食欲減退、記憶力の低下、集中力の低下などの症状も出現するようになりました。

私は、「今回は早く休職して、早く治しましょう」と提案したのですが、Jさんは納得せず、頑として「仕事を続ける」と言い張ります。

症状は、Jさんの強い意思とは関係なくしだいに進行していきます。終日、デスクでボンヤリ過ごすようになったJさんは、家に帰ってもイライラして、家族に当たるようになりました。

そのような悪化傾向の状態が一カ月ほど続いた後、Jさんは私のクリニックへ予定日よりもかなり早く来ました。それまでJさんは、律儀に二週間に一度、土曜日に来院していたので、私は驚いたのですが、「たまたまこちらに用事があったから立ち寄った。今回先生に変えてもらった薬がよく効いて、楽になった。先生にはほんとうに世話になっています」と話して帰っていきました。薬を変更したのは事実だったし、Jさんの顔も前より晴れやかだったので、少しは状態が改善したのかなと私も考えていました。

しかし、翌日の明け方、Jさんは首を吊って、自殺してしまいました。

【Jさんの妻の話】

私の気持ちとしては複雑です。主人は死ぬほど苦しかったのだろうから、自殺して苦しみから逃れることができたのではないかという安堵感と、もう少し注意して見ていれば、自殺は防げたのかもしれないという残念な気持ちとが、入り混じっています。

主人は、真面目を絵に描いたような人間で、家庭ではもちろんのこと、職場でも良き人であり続けたようです。私も子どもたちも、主人を頼りにしすぎたのかもしれません。

うつ病で休んでいたときも、ほんとうに状態が悪いと「死にたい」とこぼすこともありましたが、少し良くなると「心配をかけているな」と私たちを気遣うのです。

自殺の前日にクリニックへ行ったようですが、家でも子どもたちに「これから家族で力を合わせて生きていこう」とか、私に「これまで世話になったな」とか、今まで言わないようなことを言ったんです。

今、振り返ると、あれが前兆だったのだろうと思うのですが、状態が改善していたときだったので、「余裕が出てきたのかな」と考えただけでした。

でも、それが前兆だったとしても、防ぐことはできなかったような気はしています。遺書はなく、前日の言葉が、主人の最期の言葉でした。

## 五〇歳代女性、Kさんのケース

### ＊原因不明の身体症状

Kさんが私のクリニックを受診したのは五一歳のときです。自殺するまで約一年間通院していました。

Kさんは、五〇歳頃から発汗、下腹部の痛み、手脚の痺れなどが、とくに誘引なく出現し、自宅近くの内科へ通院し始めました。内科で検査を受けたものの、異常は見出されず、「気のせいだ」と医師から言われました。Kさんは納得できず、さらに詳しい検査を求めて、総合病院の内科を受診しました。そこでも、やはり身体的にはまったく異常なしと診断され、医師から、精神科か心療内科の受診を勧められました。

Kさんにとって、本意ではないけれど、医師が強く勧めるし、「自分ではKさんの状態は治せない」と医師から言われ、仕方なく同じ総合病院の精神科を受診しました。けれども、そこの精神科医に「Kさんの言っていることはほんとうかどうか疑わしい」と言われてひどくショックを受け、私のクリニックへ転院しました。

私は、まずKさんにこれまでの生活史を聞きました。

Kさんは、戦後のベビーブームのさなかに生まれました。五人姉弟の三番目で、姉と弟がそれぞれ二人います。父親は機械工、母親はパート従業員でした。子どもの頃、家は貧しく、弟たちの面倒をみながら、いつもお腹を空かしていた記憶しかないといいます。元来、真面目で几帳面な性格で、多少融通の利かないところがありました。

中学卒業後、集団就職で繊維工場に就職。二〇歳のときに上司の紹介でお見合いし、五歳年上の夫と結婚しました。夫もKさん同様、真面目な性格で、Kさんと夫は二人で懸命に働き、マイホームを建て、男の子二人を育てました。

次男が就職してから、肩の荷が下りたと周囲に話していたのですが、その頃からしだいに体調が悪くなっていきました。どうしようもないほどの脱力感と倦怠感が続くようになったのです。

とくに悩みもないのに、体にだるさが張り付いて離れません。パートを続けることができず、自宅で過ごすことが多くなりましたが、しだいに家事をするのも困難になりました。「自分でも歯がゆくて、どうにかしなければいけないとは思うけど、体が動かない状態だった」と言います。

三年ほどそのような悶々とした生活が続きました。そして五〇歳のとき、上述のような原因不明の身体症状が出現したのです。

## ＊回復傾向

夫はKさんの訴えを聞いて、なにか悪い病気に罹ったのではないかと心配し、病院まで付き添っていました。私のクリニックへ転院してからもそれは変わらず、いつもKさんのことを気遣っていました。

Kさんは、転院し、私と話をしているうちに、気分が和らいだと話すようになりました。だるさや痛みは続いていましたが、少しずつ家事もできるようになりました。元来、几帳面できれい好きだったKさんは、「ようやく薄い光が見えてきました」と話すまでに回復したのです。

一方で、以前のように動けない自分自身に対して歯がゆさを感じ、下腹部の痛みと手脚の痺れが一進一退なことを気に病んでいました。

このような回復傾向が続いていたと、少なくとも私は思っていましたが、私のクリニックを受診して約一年後、家中の大掃除をした翌日の明け方に、Kさんは首を吊って自殺してしまったのです。


【Kさんの夫の話】

私としても、妻が回復していると肌で感じていただけに、驚いたのと同時に非常に残念です。以前から、自殺は良くなっているときが危ないと聞いていたのですが、まさか自分の妻がそうなるとは夢にも思いませんでした。

クリニックへ行く前は、毎日死にたいと訴えていたのですが、実際に行動に移したことは一度もありません。クリニックへ通院してからは、妻もようやく光が射してきたと話していて、これで安心できると思いました。妻は先生のことを信頼していました。ほんとうに残念です。

遺書はありません。前日はいつになく張り切って大掃除をし、ごちそうを作ってくれました。二人で少し晩酌もやりました。私には妻の覚悟はまったくわかりませんでした。それだけに、自分でも情けない思いが残っています。

## 二〇歳代女性、Lさんのケース

### *きっかけ

Lさんが私のクリニックを初めて受診したのは二六歳のとき。自殺したのはそれから約一〇カ月後でした。

父親は教師。母親も長男が生まれるまで教師をしていましたが、出産と同時に退職しています。Lさん自身も小学校の教師でした。

兄が一人いますが、兄は両親に反発しながら成長したような人で、真面目な人間とは言い難く、両親はかなり手を焼いていたようです。それでも現在は家庭を築き、会社員として働いています。兄と違ってLさんは、学生時代、あまり目立たず、両親の言うことをきっちり守るような子でした。

Lさんは、両親の期待通りに父親と同じ地元国立大学の教育学部を卒業し、小学校の教師になりました。Lさん自身も、自分は教師になるべくしてなったという感じで、進路にそれほど疑問を抱いたことはなかったようです。

当初三年間はとくに問題もなく、仕事もプライベートも充実した日々を過ごしていました。

仕事も覚えることばかりで、慣れるのに精一杯でした。

三年経って転勤で別の小学校へ赴任しましたが、そこで担任となった一人の児童が、注意欠陥多動性障害（ＡＤＨＤ）で、クラス全体に落ちつきがなくなってしまったのです。保護者からもクレームがつき、校長からも叱責を受け、Ｌさんは非常に悩みました。そうこうしているうちに、いよいよクラスにまとまりがなくなり、授業が行えないような状態になりました。

結局、担任教師の交代という形で問題は決着しました。Ｌさんは落ち込み、「自分は教師に向いていないのではないか」と思うようになったのです。

## ＊自殺未遂、休職

しだいに朝起きるのが億劫になり、日曜日の昼頃から、翌日のことを考えると、気持ちが落ち込み、やる気がしない、頭が働かないなどの症状を訴えるようになりました。学校でもボンヤリしていることが多くなり、同僚が見かねて心療内科の受診を勧め、ようやくＬさんは私のクリニックを受診しました。

両親とともに私のクリニックへ来たＬさんは「私は周囲に迷惑をかけている」「私は教師

に向いていない」「自分はダメ人間だ」と話しました。抑うつ気分、悲哀感、絶望感、焦燥、意欲低下、集中困難、記憶力低下、頭痛、不眠、全身倦怠感、食欲不振、吐き気などの症状を認めました。

私はLさんに強く休職を勧めました。けれどもLさんは「休みたくない」と主張し、両親も「できるなら休ませたくない。気力でなんとかなるのではないか」と言い、「これは病気で治す必要があるから、休まなくてはいけない」という私の意見は受け入れられず、結局休職に至りませんでした。

投薬にて治療を開始しましたが、仕事にまったく集中できず、授業もほとんどできず、「死にたい」と訴え、出された薬を全部飲んで、救急病院に搬送されました。重篤な状態には陥らず、翌日には退院となりましたが、救急病院の医師から、私のクリニックへ行って、よく相談するよう命じられました。

その足で、両親とともに私のクリニックを訪れたLさんは、見るからに痩せこけ、「死にたい」「もう自分はダメだ」と訴えました。両親もさすがに事態の重大さに気付き、休職に同意しました。私は、三カ月間の休職の診断書を書きました。

## ＊入院、復職

休職し、服薬を続けても、死にたいという気持ちは一向に収まりません。目を離せないので母親も疲れ果て、Lさんも良くなるどころか、悪化傾向を示すため、私の紹介で総合病院の精神科に入院しました。

Lさんは「もう自分は入院しても治らないからしたくない」と言いましたが、自殺の危険性が高く、母親がLさんを二四時間ずっと見張り続けることが難しくなったため、入院に至ったのです。

結局、二カ月間入院しました。まだ抑うつ気分や体のだるさ、不眠、意欲低下などは続いていたのですが、Lさんに早く退院したいという希望があったこと、両親も同じ意見であったこと、自殺はしないと入院先の主治医と約束したことで、退院となりました。

退院後、再び私のクリニックへ通院することになりました。状態は一進一退で、あまり改善したとは言えないような状態が続いています。私は、半年間、休職を延長しました。

退院から約三カ月経ち、ようやく昼間に散歩したり、街に買い物に出かけたりできるようになりました。そこで、次年度の四月から復職することになったのです。担任を外し、役職もできるだけ与えないという条件で教育委員会の了承を得て、環境を整えました。

復職前、Lさんは、「不安はあるけれど、これまでとは違った自分が試せるかもしれない。無理をせずに職務を遂行したい」と話していました。

けれども、四月になって新学期が始まり、教壇に立つと、動悸がするようになりました。それに伴い不安も増大しましたが、なんとかなると自分に言い聞かせ、二週間、頑張り続けました。しかし、今度は教室に行こうとすると足が竦《すく》んで前に進めなくなってしまいました。動悸が激しくなり、その場に立っていられず、そのまま私のクリニックを受診しました。

私は、「まだ復帰して間もなく、慣れていないから、もう少し休んで様子を見るようにしましょう」と話し、一週間の休職の診断書を書きました。なんとか気持ちを取り戻したLさんは、再び教壇に立とうと決めました。

けれどもLさんは、復帰予定の日の未明に、ビルから飛び降りて自殺したのです。

遺書には「自分は教師に向いていない。両親や先生（筆者）に迷惑をかけました。自分は生きている価値がないので死にます。ごめんなさい」と書かれていました。

【Lさんの母親の話】

私たち夫婦には悔やんでも悔やみきれないLの自殺でした。Lには、極力プレッシャーをかけないようにしていたつもりでしたが、それでも足りなかったのかもしれません。

私たちは、なかなかうつ病というものが理解できなくて、精神力で乗り越えられると考えていた部分は確かにありました。うつ病という病気をもっと理解できていれば、こんなことにならなかったのではないかと思うと、罪悪感でいっぱいになってしまいます。

自殺の数時間前、Lは比較的ふっきれた顔をしていました。私は、「Lはいろんなものを克服して頼もしくなった」ぐらいに思っていました。でも、それは見当外れで、Lが死を選択するほど苦しんでいたのかと思うと、親として情けない限りです。

## ＊自殺者の半分以上がうつ病

ここで紹介した三人の自殺は、すべてこの二年の間に起こったものです。私自身の記憶も生々しく、非常に辛い思いが頭をよぎります。もちろんこれらのケース紹介は、人物が特定できないように配慮してあります。

このように自殺は、主治医である私も含め、周りの人々に言いようのない悲哀感や絶望感をもたらします。日本でも自殺の急増が叫ばれてすでに久しく、ようやく厚生労働省も自殺対策を重点項目に挙げるようになりました。

日本では、身内の自殺を隠そうとする傾向があります。そのため、現状では、自殺した人の生前の状態を聞いて、今後の研究に活かすということが難しいのです。

精神科医の張賢徳先生の自殺の研究でも、家族の協力は五〇％に達しませんでした。欧米では、九〇％以上の家族の協力が得られることを考えると、ある意味、残念な結果です。家族の協力が得られれば、自殺を予防するための貴重なデータが集められるだろうし、遺族のサポートにも役立つからです。

確かに自殺を受け入れることは、家族にとって辛いことです。それは、私のような精神科医にとっても同じように辛い体験です。患者さんの自殺は、精神科医にとって職業上やむを得ない部分もあるかもしれません。しかしそれでも私は、自殺の予防のために、今まさに自殺する危険がある人の対策のために、さらに、残された家族のケアのために、自殺した人の履歴をたどることは必要だと思うのです。

上述のように、自殺した人の九割はなんらかの精神疾患に罹患していたというデータが、数多くあります。

それがなにを意味するかといえば、たとえば尊厳死のような、理性的な自殺は、現実にはほとんど存在しないということです。理性的な選択としての自殺は、一見、たくさんあるように見えて、実はかなり少ないのです。

そして、自殺者が罹患していたと考えられる精神疾患の六割は、うつ病・うつ状態です。これも、確かなデータが存在しています。ちなみに、その他は統合失調症、アルコール・薬物依存などです。

## ＊統計に表れない自殺

上述のように、日本では遺族が自殺を隠したがる傾向があります。統計に表れない自殺も、数多くあるでしょう。日本の統計的な自殺者数は、年間三万人あまりとされていますが、実際はそれよりもはるかに多いはずです。ですから、うつ病によって自殺に追い込まれる人の数は、年間二万人以上に及ぶ可能性もあります。

これは、あまりに不幸で理不尽なことです。確かに、うつ病による自殺を一〇〇%防ぐことはできません。しかし、うつ病を治療すれば、多くの自殺が防げます。「死にたい奴は死ねばいい」「死ぬ権利を認めるべきだ」などというのは、誤った考え方です。

うつ病という病気に罹ることで、「自殺」という選択をさせられてしまう——自らの思考が閉塞して、死ぬことが最も良い選択肢になってしまう。端的に言えば、病気のせいで、自分の考え方が自殺に導かれてしまうわけです。

私たちが健康でいるかぎりは想像もできないことが、うつ病の患者さんには起こります。そして、私を含めた誰もが、そうなる可能性を持っているのです。

確かになかなか治りにくいうつ病もたくさんあります。けれども、生きてさえいれば、「うつ」は必ず少しずつ改善していくということを、強調しておきたいと思います。

## 自殺の常識、俗説の誤り

自殺に関しては、さまざまな常識や俗説がありますが、実際には、誤りであることも多々あります。それをここで取り上げます。

### 1、「自殺する」という人は現実には自殺しない？

私が受け持った患者さんで、不幸にも自殺してしまった人たちは、全員、診察場面で「死にたい」「死んだ方がまし」「これ以上生きられない」など、自殺のサインを出していました。自殺する人は必ず「自殺したい」という意思を発しているものです。

もちろん、どんなに手を尽くしても自殺してしまう人はいるかもしれません。それでも私たちは、うつ病の人たちの「死にたい気持ち」を汲み取ってあげるべきだと思うのです。

## 2、自殺についての話は危険であり、かえって自殺に追い込むことになってしまう？

私も以前は、うつ病の患者さんに「死にたくなることはありますか」と尋ねるのに躊躇することがありました。でも、これは、信頼関係があれば大丈夫です。精神科医として、毎回ではないにしても、以前「死にたい」「生きることができない」と訴えていた患者さんにはきちんと尋ねるようにしています。

お互いの信頼関係があれば、死にたいという気持ちを確かめることによって、「患者さんが回復してよかった」という私の気持ちを表明することになりますし、「死なないでほしい」という私の願いを伝えることもできます。

精神科医に限らず、身近な人でも同じようなことがいえると思います。

相手のことを思いやる気持ちがあり、そこに信頼関係が存在するならば、自殺について尋ねることは「寝た子を起こす」ことにはならず、有効なコミュニケーション手段として機能するはずです。

## 3、一度自殺に失敗したら、二度と自殺しない？

一度自殺に失敗した人が、再び自殺しようとする確率は、自殺の既往がない人よりも何倍も高率であるというデータがあります。しかも、自殺未遂から数カ月以内が最も危険であるといわれています。

うつによる自殺未遂から幸運にも生還し、その後うつが改善した人全員が「あのとき死ななくて良かった」「生きていてよかった」と述懐しています。このことは、まさにうつ病が「自殺」を促進する因子として働いている証拠だと考えられます。

## 4、自殺は遺伝する？

自殺する人に遺伝的な傾向はありません。親が自殺したとしても、自分が自殺に追い込まれることはないのです。親が自殺したからといって、自分もいつかそうなるのではないかと危惧する必要はないし、ビクビクして毎日を過ごすことも意味がありません。

また、貧乏だから、金持ちだからなどという理由だけで自殺することもありません。自殺の原因は、そのような単純な図式で説明できるようなものではないのです。

さらに、自殺する人に特有の性格傾向もありません。自殺は複雑な要因が絡み合って起こるものであると、私は考えています。

## 5、自殺は前触れなく、突然起こる？

自殺する直前に、きっかけとなる出来事があることもあります。たとえば、会社での大きな失敗や癌の宣告などです。けれども、すべての人が同じ状況で自殺するわけではありません。そこには、その人の価値観や性格、社会的な状況などが複雑に絡み合っています。

実際に自殺を決行する前には、なんらかの変化が必ず存在しています。上述の三つのケースにもありました。サインのようなものを発していることが、非常に多いのです。

彼らは「自殺」という選択をするほど追い込まれていますが、その裏返しで「助けて欲しい」とも願っているのです。

### 自殺のサイン

上述のように、自殺を決行する前に、人は必ずなにかサインを出しているものです。家族や周囲の人はできるだけそのサインに気付いてあげてください。緊急の場合は、救急外来を受診することも考慮に入れるべきです。

心臓発作で胸が痛いときには、通常、救急車を呼びます。自殺もそれと同じです。命が危険にさらされています。すぐに対応してください。とにかく四八時間、つまり二日間、自殺を回避できれば、危機は去ることが多いのです。

それでは、これらのサインにはどのようなものがあるかを、簡単に説明します。

## 1、別れの用意をする

上述のケースにも当てはまりますが、彼らのほとんどは、自分がどれほど辛く、苦しくても、残される人のことを気遣っています。自殺するときは、うつ病によって絶望の淵に落ちていても、これまで世話になった人に心を残しています。

これは、うつ病の人がいつも他人に対して気を遣う性格であることに起因していると考えられます（繰り返しになりますが、うつ病の人特有の性格は存在しません。でも、私の臨床での感触では、その多くは、人に気を遣う、律儀、真面目などの性格を有しています）。

また、Jさんのように、それまでよりも比較的穏やかな表情をしていることもあります。

自殺すれば、もう苦しまなくてもいいという安堵感が生じるのかもしれません。けれども、安堵感とは引き換えに残される家族のことも気がかりで、それまでの状態からは思いもよらないような、気遣いの言葉を残したりするのかもしれません。往々にして家族は、そういった変化を好ましいものとして捉えてしまいます。

表面的には余裕が生まれたがゆえの言葉がけに聞こえますが、それが、〝覚悟のうえの安堵〟である可能性も考慮しなければならないのです。

さらに、自殺はうつ病の初期と回復期に多いとされています。Jさんも、まさに少し回復したと思えるような時期に自殺しています。実際のところ、若干の回復が見られたがゆえに現実の自殺という行為に至ったのかもしれません。うつがほんとうにひどい状態にあるときには、自殺という行為に思いが至らないのです。

また、手紙や写真を処分したり、大切にしていたものを人にあげたり、思い出の場所を唐突に訪ねたり、Kさんのように大掃除をしたりする――つまり、うつ病のためにそれまでできなかった、身辺整理や気がかりなことをすることが、自殺のサインであることもあります。

いずれにせよ、一見良くなっているように見えても、突然の変化は悪いサインの可能性もあるということを、肝に銘じておきましょう。

## 2、不自然に思えるような、突然の態度の変化が見られる

突然、うつの人がそれまでとは打って変わった態度を見せたときは、要注意です。たとえば、不自然なほど明るく振舞うような素振りを見せたり、他人にとても気を遣う人が、急に攻撃的になったり、慎重な性格の人が乱暴な運転や大量の飲酒をしたりするなどの急激な変化は、危険な兆候といえます。

1とも重なるのですが、やはり、あまりに急激すぎる変化は悪い兆しである可能性が高いのです。

## 3、身なりに構わなくなる

いつも他人のことを意識して身だしなみに気を遣っていた人が、身なりに構わなくなったり、投げやりな態度が見られたりすることも、危険な兆候の一つです。

自殺する人の背景にある危険因子には、どのようなものがあるのでしょうか。

一九八一年から二〇〇一年までの二一年間、神戸市で、監察医が自殺とした五一六一名（内訳は男性三四〇七名、女性一七五四名）を対象とした、精神科医の阿部亮らによる有用な研究データがあります。ここでは、それを主な材料として、危険となる因子を挙げていきます。

## 1、性別（男性）

自殺未遂者は女性に多く、自殺既遂者は男性に多いといわれています。これは日本の自殺者のデータでも、明らかな傾向があります。

阿部らの研究でも、男性の自殺が、女性の約二倍です。とくに男性は精神科を受診する率が低いという特徴があります。阿部らの研究では、男性の受診率はたったの一九・三％しかありません。自殺した人の精神疾患の罹患率が九〇％以上であるにもかかわらず、およそ五人に一人しか精神科を受診していないのです。

それに対して、女性の精神科受診率は三九・九％、五人に二人の受診率です。ただ、女性も五人に三人は精神科を受診していません。

精神科の受診率を上げることができれば、男女とも（とくに男性）に、自殺者数を減らすことができるのではないでしょうか。

結論として、男性は女性よりも自殺の既遂率が高く、精神科への受診率は低いのです。

## 2、うつ病の既往

自殺した人の精神状態を調べる研究では、九割の人がなんらかの精神疾患に罹っているとされています。上述のように、なかでもうつ病が最多であることがわかっています。さらに、精神科医Guzeらの研究では、うつ病患者の一五％が自殺するとされています。

もちろん臨床的には、ここまで高くはないはずですが、それでも、うつ病が最も自殺の危険性が高いと、私も考えています。

しかし一方で、うつ病に罹患しやすい中年以降の男性の精神科受診率は低いという現状があります。張の研究でも、うつ病の男性の精神科受診率は、若年（四〇歳未満）六九％、中年（四〇〜六四歳）二九％、高齢者（六五歳以上）三三％と、中年以降の受診率が若年層に比べて著しく低いことが明らかになっています。

このことは、中年以降の男性が、精神科を受診しないままに自殺してしまうという可能性の高さを示しています。上述の男性自殺者の一九・三％しか精神科を受診していないというデータとも符合します。

また、上述の阿部らの研究は、精神科を受診せずに自殺に至っているケースでは、自殺の動機として身体疾患が多いという点を指摘しています。つまり、身体疾患で精神科以外の診療科を受診しているにもかかわらず、うつ病などの精神疾患が見逃されている可能性が高いのです。

さらに、自殺者の半数以上は、自殺前一カ月以内に精神科以外の医療機関を受診していたという報告や、うつ病患者の五七％がプライマリケア医（なんらかの心身の不調を訴えたときに、最初に受診する医師のこと。診療所の内科医や総合病院の総合診療科や一般内科の医師などが該当）を受診しているという報告もあります。

したがって、精神科以外の診療科の医師にも、自殺の責任の一端があるのではないでしょうか。精神科を受診すれば自殺が一〇〇％防げるわけではないけれど、うつ病が見逃されて自殺に至っているケースが多々あると考えられます。

一般の人たちだけでなく、総合病院の身体科の医師や、プライマリケア医にも、うつ病の知識の普及が急がれます。

## 3、周囲のサポートの不足

阿部らの報告でも、精神科を受診せずに自殺した人の特徴として、中年、男性、死別、独居が挙げられ、動機として身体疾患、経済・生活問題があったという結果が得られています。

ここで問題となるのは、一人暮らしの中年以降の男性が孤立し、苦悩を抱えて自殺するのではないかということです。実際、未婚、離婚、死別の人の自殺率は、配偶者のいる人に比べて三倍にもなるというデータもあるのです。

また近年、よく指摘される経済・生活問題が自殺の動機になっているかどうかについては、はっきりとそのことを裏付けるだけの証拠はありません。ただ、やはり、中高年男性の自殺の伸び率は高く、なんらかの社会的な影響があるとは考えられています。

近畿大学医学部精神科講師の人見佳枝らは、近畿大学救命救急センターにおける重篤な自殺未遂者四〇三例（既遂に近い自殺未遂者）を調査していますが、自殺の動機について、全体的には経済・生活問題が突出しているわけではないと述べています。

その一方、経済・生活問題を動機とする自殺企図者は、女性に比べて男性の比率が圧倒的に高いとしています。さらに、経済・生活問題を動機とする自殺企図者の約七割程度が、抑うつを主症状としていたと述べています。

当然というべきか、有職者より無職の人の方が自殺率が高く、それは男性により顕著です。ちなみに、職種別では第一次産業の自殺率が高く、男性では、サービス業従事者も高くなっています。

つまり、現代の経済・生活問題は、主に男性にのしかかり、「うつ」を生じさせ、自殺へと追いやるという構図が見えてくるのです。しっかり認識しておかなければならないのは、彼らが追い込まれたとき、家庭でも職場でもサポートが得られなければ、自殺への最短距離をたどるということです。

## 4、大切なものを失うこと

その人にとって価値があるもの、かけがえのないものを失うことは、自殺の危険性を高めます。地位、健康、財産、名誉などが代表的ですが、些細なものであっても、その人にとって重要なものを失うこと――主観的な喪失体験であることが鍵になります。

喪失体験はとりもなおさず「うつ」を引き起こし、自殺の危険を高めると考えられます。さらに、喪失体験が短期間に続いたりすると、自殺の危険性はより高まります。

また、事故を繰り返す不注意な人、幼少期の虐待体験がある人、社会的に孤立しがちな人、体制に反逆的な人は、自殺の危険が高いとも言われています。

5、アルコールへの依存

一時的に気分を晴らす目的で飲酒することは、それ自体、悪くありません。ただ、「うつ」の常態化した気分の悪さを紛らわすために、アルコールに依存するのはよくありません。うつ病の薬の効きを弱めるだけでなく、「うつ」そのものの治りも悪くなってしまいます。これは、現実逃避傾向が出現し、治ろうという意欲が消失してしまうためです。

しかも、しだいに飲酒量が増えるのは必然で、大量飲酒によって現実感が鈍り、衝動的に自殺してしまう可能性を増大させるのです。

6、自殺未遂の既往

174ページで説明したとおり、過去に自殺未遂歴のある人の方が、そうでない人よりも自殺の危険は高いのです。

## 自殺の統計

ここでは、厚生労働省が公開している統計データを基に、自殺の特徴を見ていきましょう。190ページ以降のグラフや表も、すべて厚労省が公開しているものを基に作成しています。

### 1、自殺死亡数の年次推移

自殺死亡者の推移は、190ページの上の図に示すとおりです。戦後、自殺者数は三つのピークがあります。

最初のピークは、昭和二九（一九五四）年から昭和三五（一九六〇）年であり、二万人を超えています。

この最初のピークでは、二〇歳代の若者の自殺が急増しています。これは、当時規制の対象外だったヒロポンなどのドラッグやアヘンなどの流行が最大の要因とされています。

この薬物への逃避、依存、耽溺《たんでき》には、戦前の帝国主義から戦後の民主主義への価値の転換に適応できなかったという社会的な背景が推測されます。麻薬取締法が成立した一九五七年以降、自殺者は減少に転じています。

二番目のピークは、自殺者が毎年二万三千人を超えた、昭和五八（一九八三）年から昭和六二（一九八七）年で、三番目のピークは、平成一〇（一九九八）年から現在までです。

この二つのピークは、それぞれオイルショックとバブル崩壊という社会的な出来事から、約一〇年経っての不況が影響しているのではないかと指摘されています。一〇年というのは、中高年男性に絶望感を抱かせる時間なのかもしれません。

とくに現在に至るピークは、中高年男性の自殺の増加が際立っています。長い不況が、じわじわと「うつ」発症の契機となり、自殺者数の増加をもたらしているのかもしれません。

一〇年間の、不況による失業率、倒産件数の増加、勝ち組・負け組の二極化によって、自殺が増加している可能性は否めないと思います。ただ、バブル時代の好況期においても自殺者は二万人を超えており、社会的背景だけを自殺の原因とすることはできません。

男性の自殺が急増しているのは周知の通りですが、なかでも四〇歳代後半から六〇歳代前半にかけてが、増えています。いわゆる働き盛り世代が中心で、平成一五（二〇〇三）年は、一〇万人あたり三八人の割合で男性が自殺しています（190ページ下の図）。

## 2、年齢別の自殺

上述のように、昭和二九（一九五四）年からのピークは、男女とも二〇歳代の山が目立ちます。平成一五（二〇〇三）年は、男性は五〇歳代をピークとする大きな山がありますが、女性はそのような山は形成されていません（191ページの図）。

### 3、死亡曜日・死亡時間

曜日は、月曜日の死亡数が男女とも最も多く、祝日・年末年始の休日（一二月二九日〜一月三日）が最も少なくなっています（192ページ上の図）。時間は、男性は「午前〇時台」「午前五時〜六時台」が多く、女性は「午前五時〜六時台」「午前一〇時〜一二時台」が多くなっています（同、下の図）。

このことは、「うつ」の人は一週間が始まるときに最も気持ちが落ち込むということと関連があると考えられます。日曜日の夕方から、うつ病のサラリーマンの気持ちが落ち込み始めるのを指して「サザエさん症候群」というのと同様だと思います。

また、男性はやはり出勤前に自殺が多く、女性は家族を送り出した後の時間に多くなっています。性差が表れているのではないでしょうか。

4、月別

月別では、多くの年で四、五月が最多です（193ページ上の図）。いわゆる「五月病」や、新年度で環境が新しくなるのをきっかけに、うつ病を発症することと関係していると考えられます。

ただ、この四、五月をピークとする山も男性に顕著で、女性はこの山が目立ちません（同、下の図）。社会的なストレスが男性により多くのしかかっていることが推測されます。

5、配偶者

すべての年代で、配偶者がいる人の方が、そうでない人よりも自殺率は低いという結果が出ています。孤独は自殺の後押しをするのでしょう（194ページの図）。

6、自殺の手段

昭和四〇（一九六五）年頃から「縊首《いしゅ》（法医学用語＝首を吊ること）」が最も多くなり、しだいに増えています。平成一五（二〇〇三）年では、六〇歳以上の男性、七〇歳以上の女性で、縊首が七〇％を超えています。

上述のように、戦後のピーク時は、「薬物」による自殺が比較的多くみられ、最近では、若い世代で「飛び降り」が四分の一程度を占めています。飛び降りは、以前、アイドル歌手の岡田有希子の後追い自殺が、若い女性を中心に多発したように、群発的に起こり、かなり発作的な自殺が多いと考えられます。

## 7、諸外国との比較

平成一一（一九九九）年のデータで比較すると、日本の男性の自殺死亡率は、人口一〇万人あたり三六・五で、非常に多いように思えますが、ロシア七〇・六、ハンガリー五一・五など、日本よりはるかに高い国もあります。

女性の自殺死亡率が高い国は、ハンガリー一五・四、日本一四・一、ロシア一一・九などです。逆に低い国は、男性ではイタリア一一・一、イギリス一一・八、アメリカ一七・六、女性ではイギリス三・三、イタリア四・一、アメリカ四・一などです（いずれも人口一〇万人あたりの自殺者数）。

年齢階級別では、日本男性の「五五～六四歳」が高率となっているのが特徴的なことです（195ページ上の図）。

## 自殺死亡数の推移

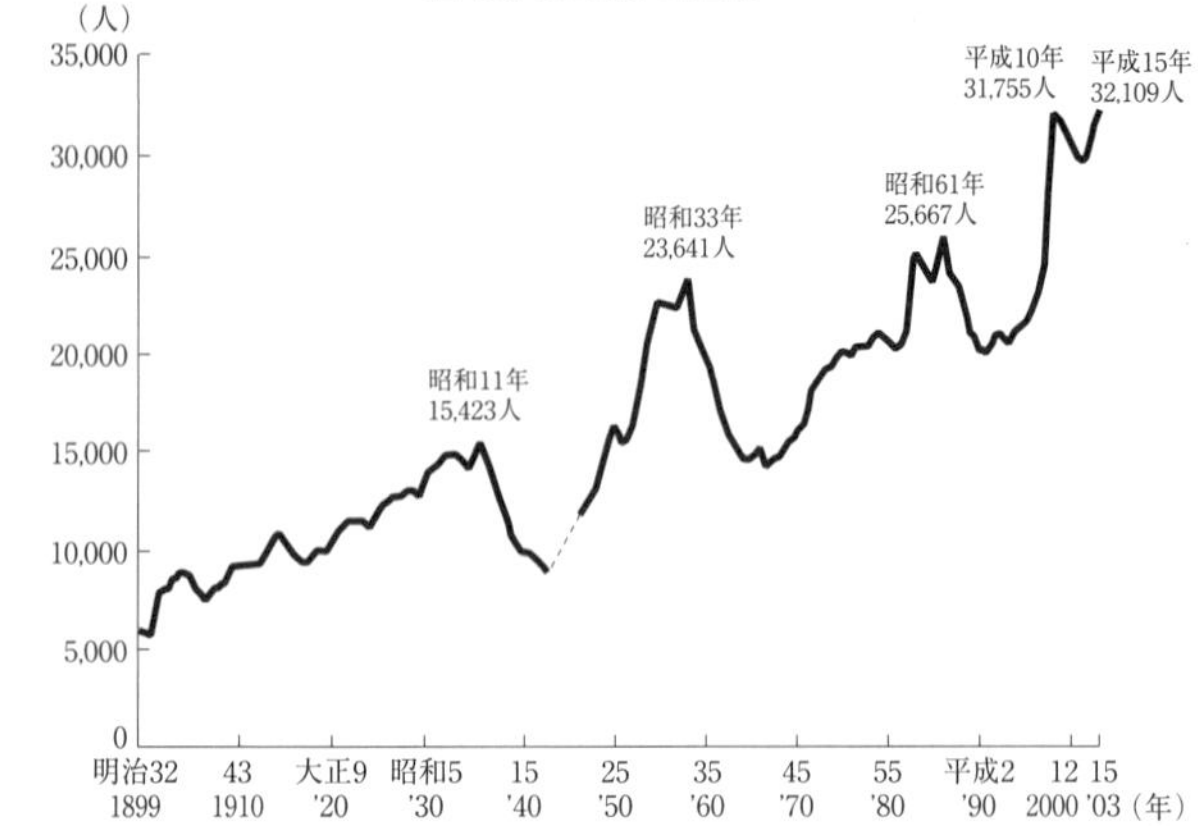


注：昭和19〜21年は資料不備のため省略

## 総死亡率および自殺死亡率の推移

（いずれも人口10万人あたり）

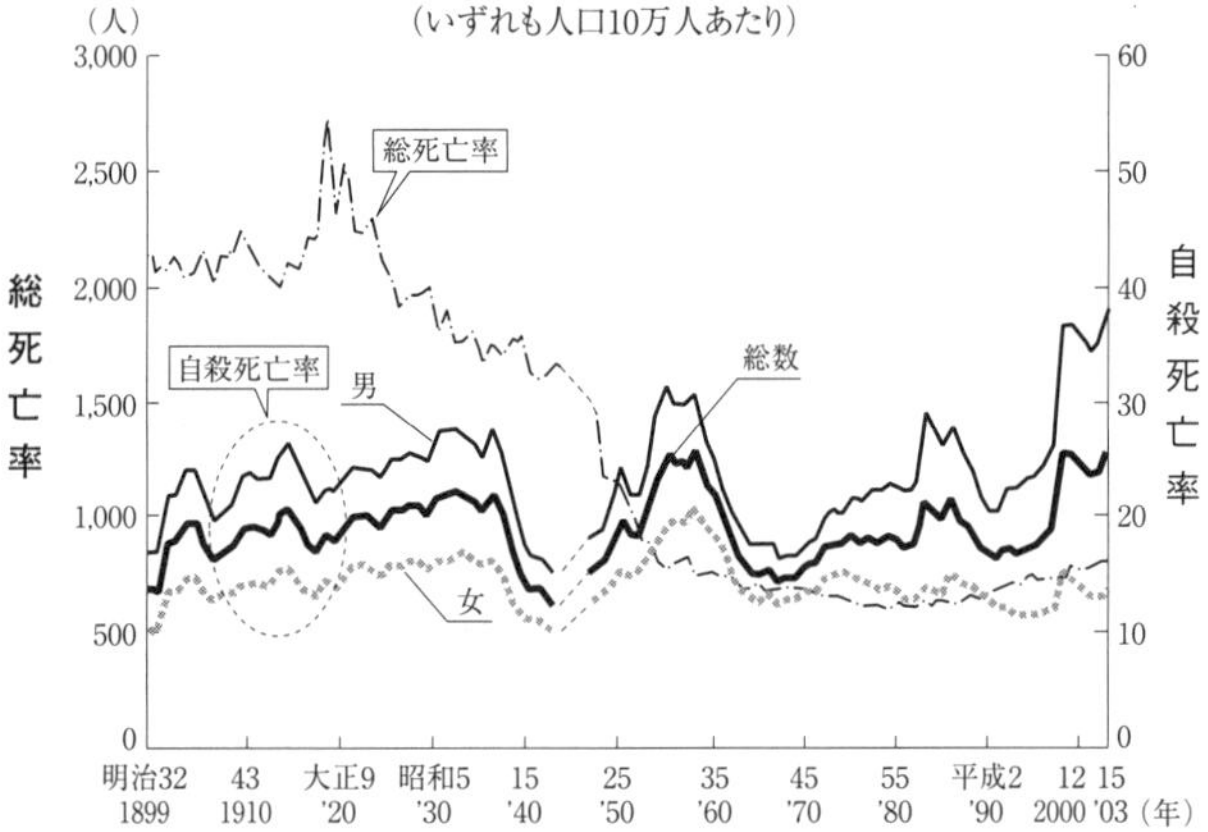


注：昭和19〜21年は資料不備のため省略

## 年齢別の自殺死亡率の推移

（人口10万人あたり）

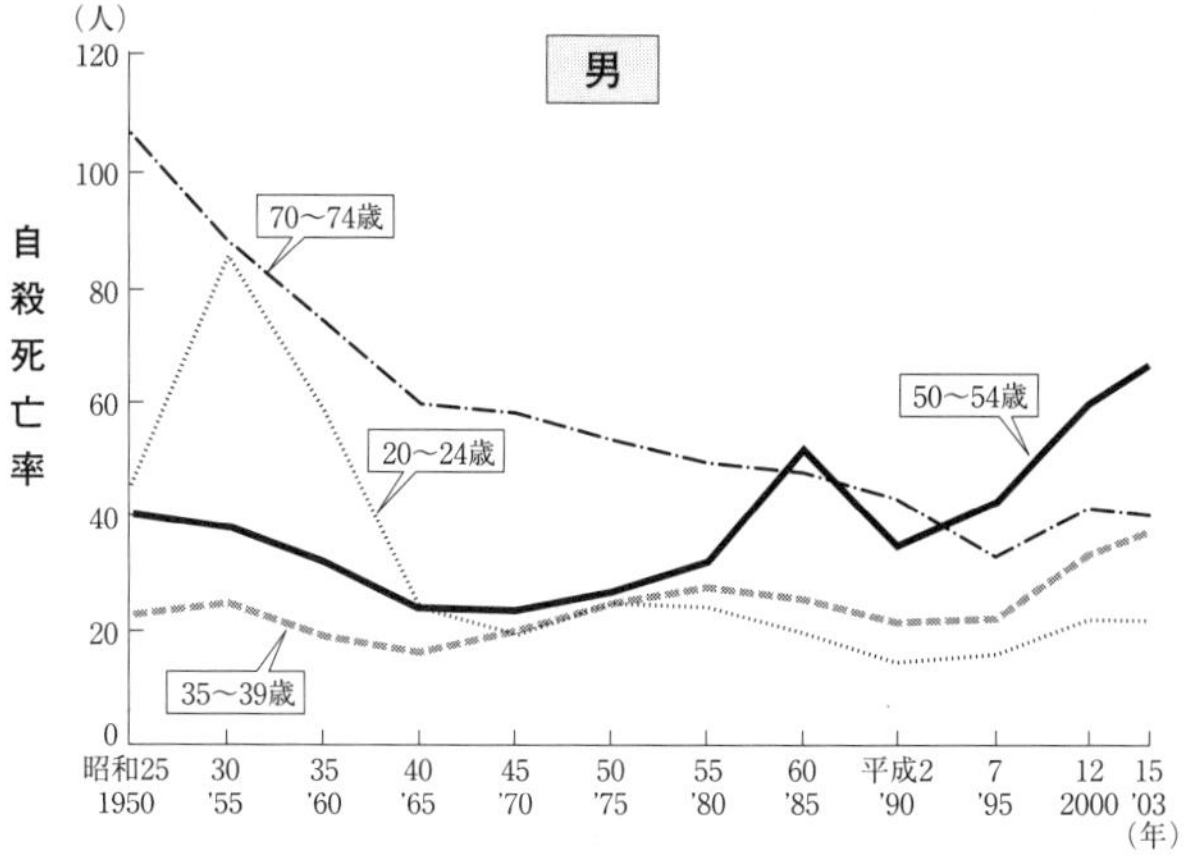


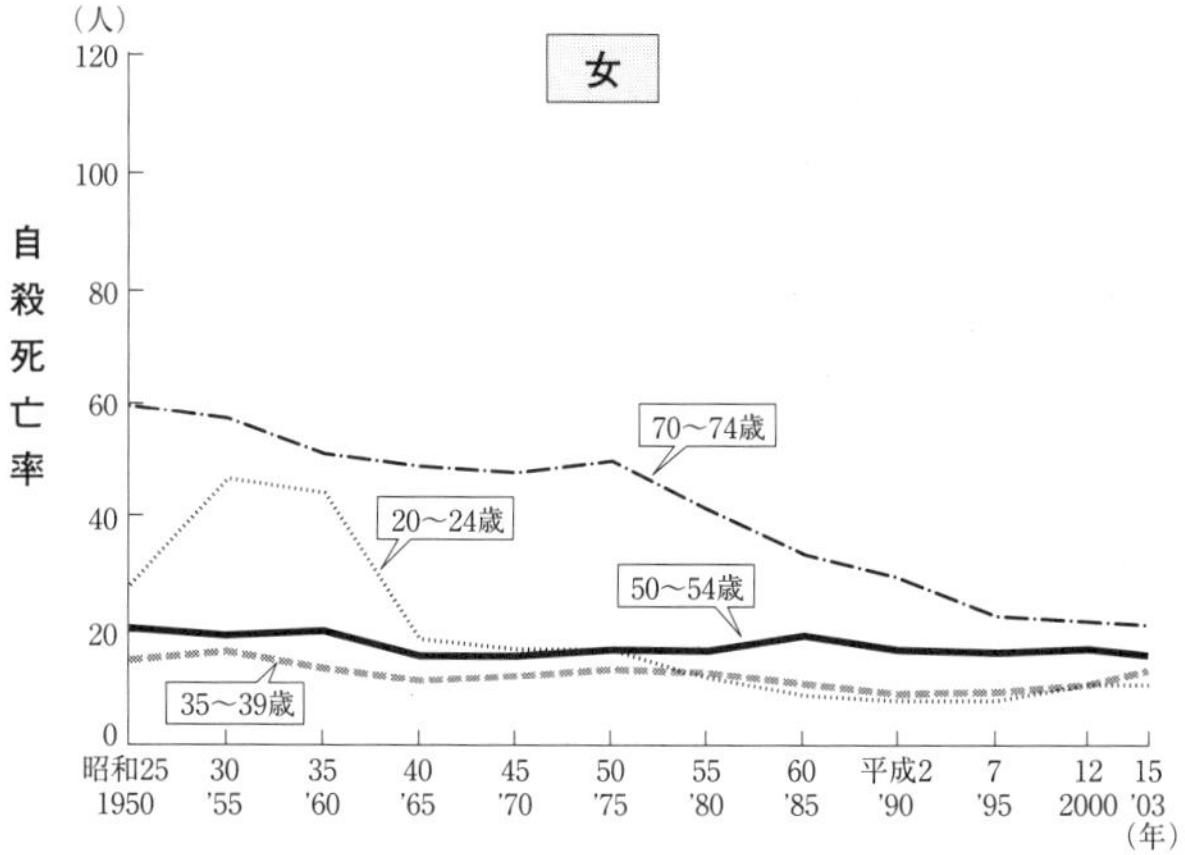

## 男女別・曜日別１日平均自殺死亡数（平成15年）

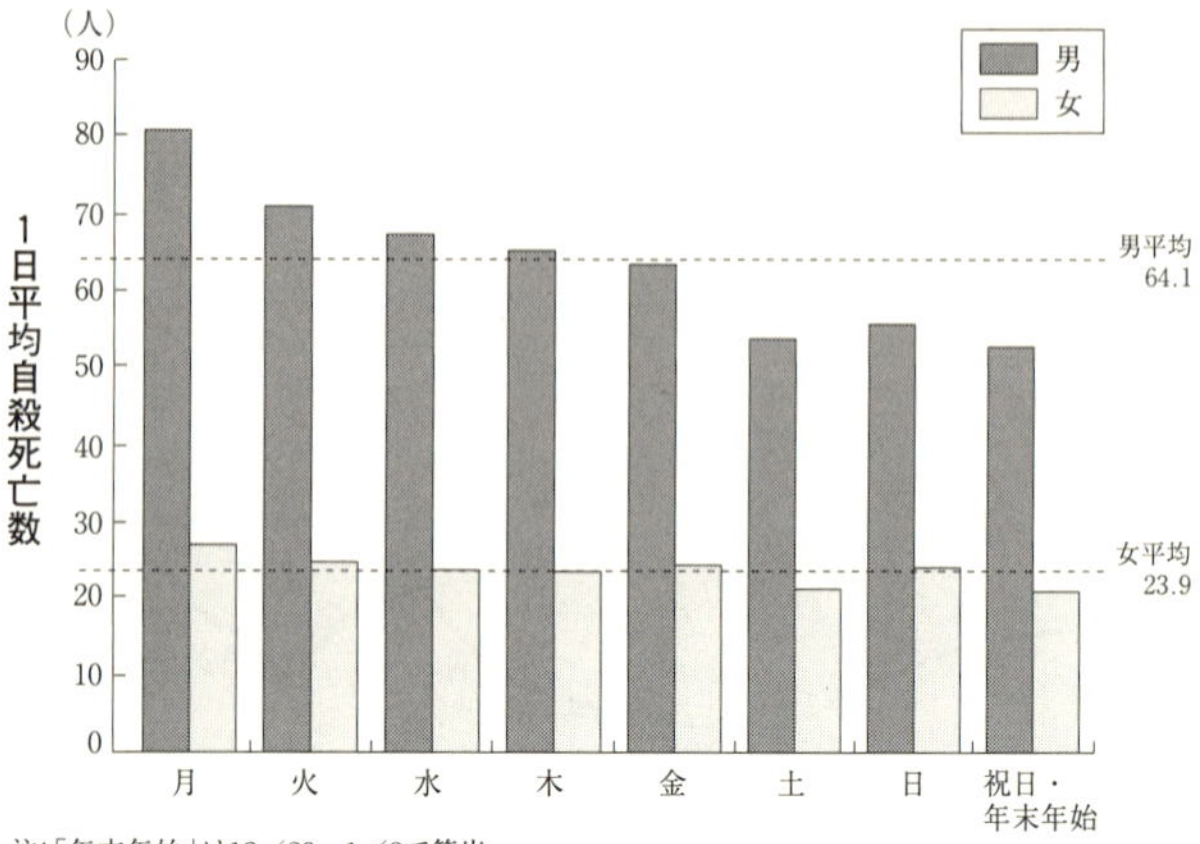


注:「年末年始」は12／29～1／3で算出

## 男女別・死亡時間別自殺死亡数の割合（平成15年）

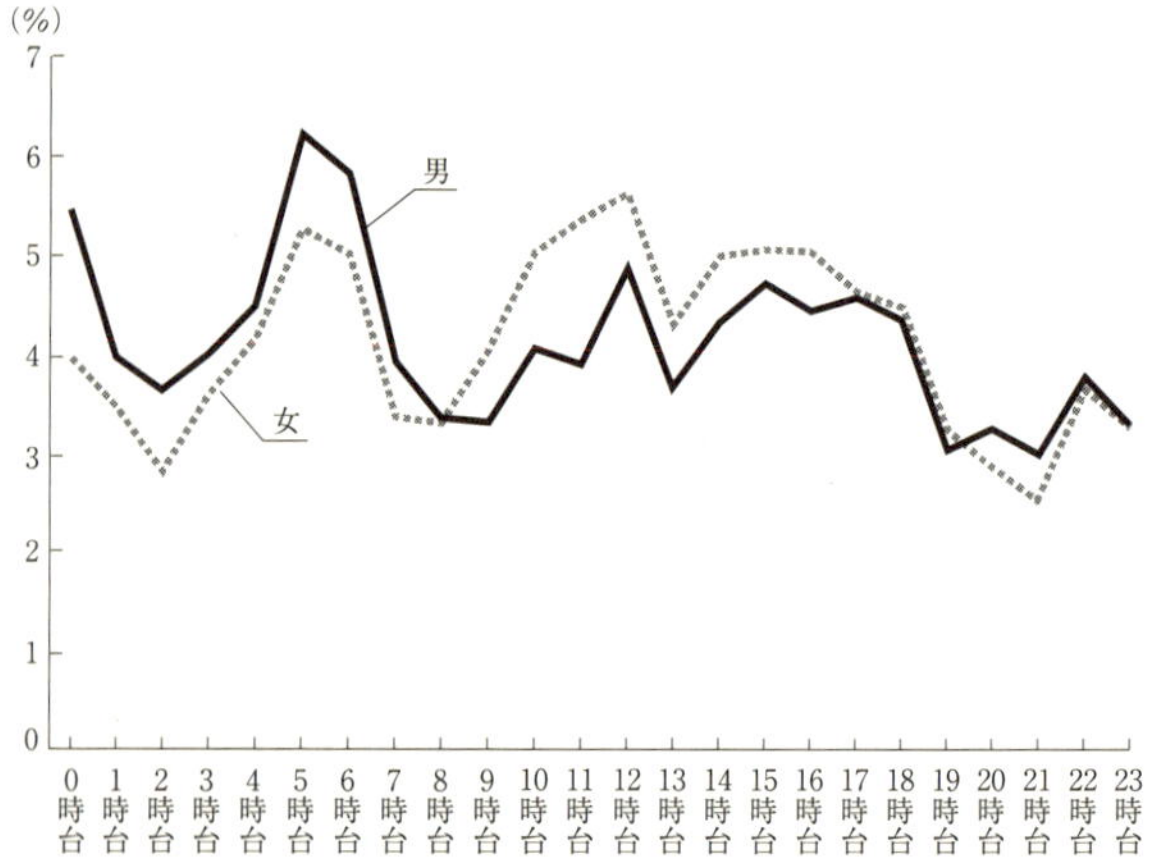


注:割合は不詳を除いた死亡数を100として算出

## 死亡月別１日平均自殺死亡数の推移

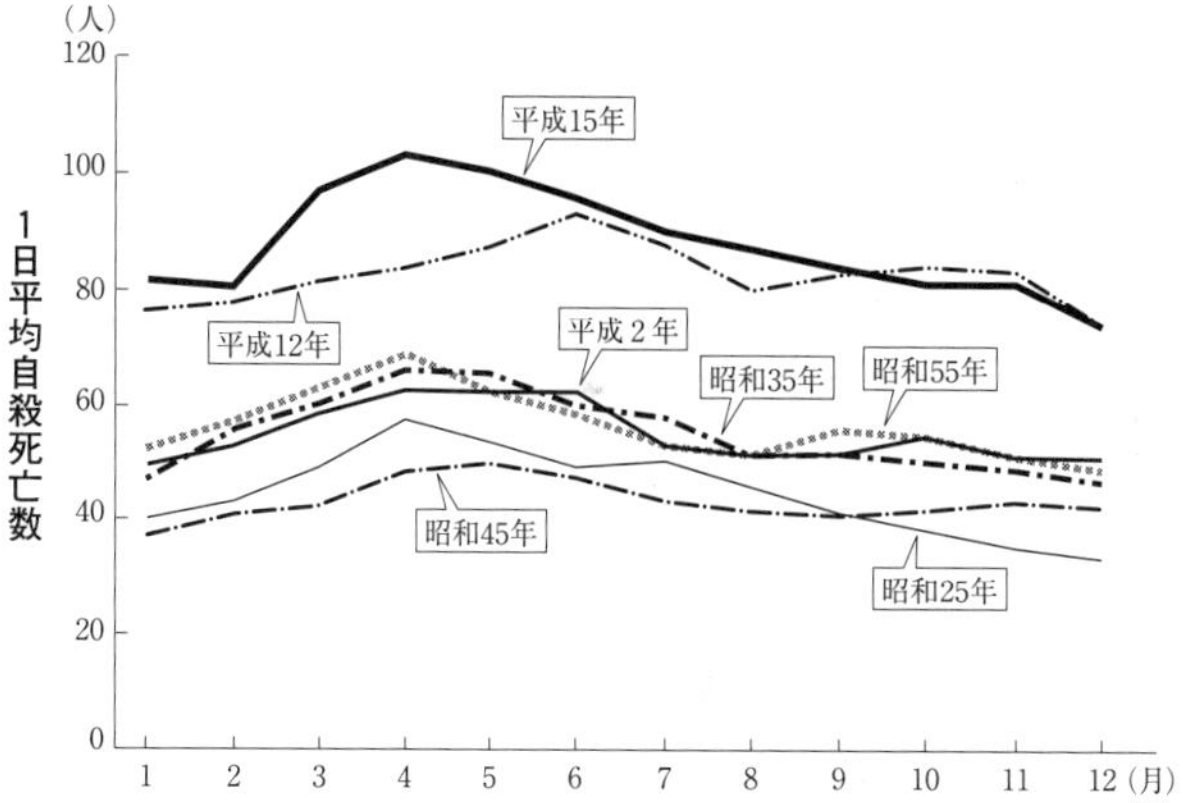


## 年齢別・死亡月別１日平均自殺死亡数の推移

（平成15・2003年）

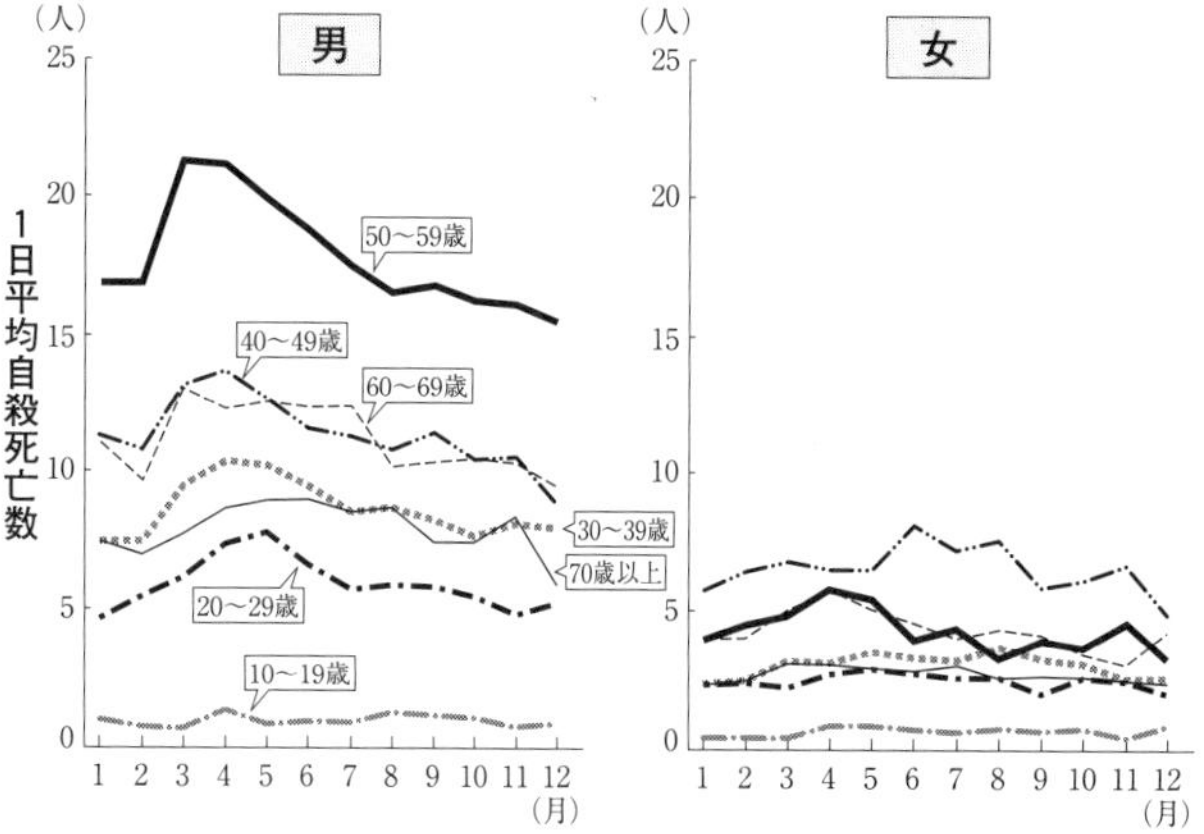

## 男女別・年齢別・配偶関係別自殺死亡率（人口10万あたり）の年次比較

### 男

| 平成７年 | 自殺死亡率 | | | | | |
|---|---|---|---|---|---|---|
| | 総数 1) | 20〜29歳 | 30〜39歳 | 40〜49歳 | 50〜59歳 | 60歳以上 |
| 総数 2) | 28.0 | 17.5 | 21.0 | 28.9 | 41.4 | 37.8 |
| 有配偶 | 22.4 | 7.2 | 10.0 | 19.0 | 30.9 | 28.5 |
| 未　婚 | 25.7 | 19.4 | 39.1 | 61.2 | 99.9 | 107.5 |
| 死　別 | 85.3 | … | … | 88.8 | 86.2 | 85.2 |
| 離　別 | 135.8 | 108.4 | 116.7 | 119.7 | 169.4 | 131.2 |

| 平成12年 | 自殺死亡率 | | | | | |
|---|---|---|---|---|---|---|
| | 総数 1) | 20〜29歳 | 30〜39歳 | 40〜49歳 | 50〜59歳 | 60歳以上 |
| 総数 2) | 41.6 | 23.4 | 30.9 | 43.4 | 65.5 | 50.4 |
| 有配偶 | 34.0 | 9.3 | 16.1 | 28.8 | 47.5 | 39.6 |
| 未　婚 | 36.1 | 25.4 | 46.5 | 76.6 | 123.2 | 130.4 |
| 死　別 | 101.6 | … | … | 113.1 | 155.2 | 93.5 |
| 離　別 | 209.0 | 167.0 | 177.9 | 193.0 | 260.0 | 183.7 |

### 女

| 平成７年 | 自殺死亡率 | | | | | |
|---|---|---|---|---|---|---|
| | 総数 1) | 20〜29歳 | 30〜39歳 | 40〜49歳 | 50〜59歳 | 60歳以上 |
| 総数 2) | 13.3 | 7.5 | 8.4 | 9.9 | 15.8 | 23.2 |
| 有配偶 | 10.2 | 3.7 | 5.9 | 7.4 | 13.5 | 16.0 |
| 未　婚 | 10.1 | 8.9 | 17.6 | 26.0 | 30.2 | 31.1 |
| 死　別 | 30.0 | … | … | 17.7 | 22.9 | 31.2 |
| 離　別 | 27.1 | 21.4 | 27.1 | 26.3 | 28.3 | 28.1 |

| 平成12年 | 自殺死亡率 | | | | | |
|---|---|---|---|---|---|---|
| | 総数 1) | 20〜29歳 | 30〜39歳 | 40〜49歳 | 50〜59歳 | 60歳以上 |
| 総数 2) | 15.6 | 10.7 | 10.6 | 11.4 | 17.3 | 24.0 |
| 有配偶 | 11.9 | 5.3 | 7.1 | 8.6 | 13.6 | 17.9 |
| 未　婚 | 13.0 | 12.2 | 17.9 | 27.5 | 37.1 | 30.9 |
| 死　別 | 30.6 | … | … | 17.2 | 25.9 | 31.1 |
| 離　別 | 34.6 | 38.6 | 30.2 | 27.3 | 40.0 | 37.0 |

注：1）総数には、15〜19歳及び年齢不詳を含む
　　2）総数には、配偶関係不詳を含む

## 男女別・年齢別自殺死亡率（人口10万あたり）の国際比較

（平成11・1999年）

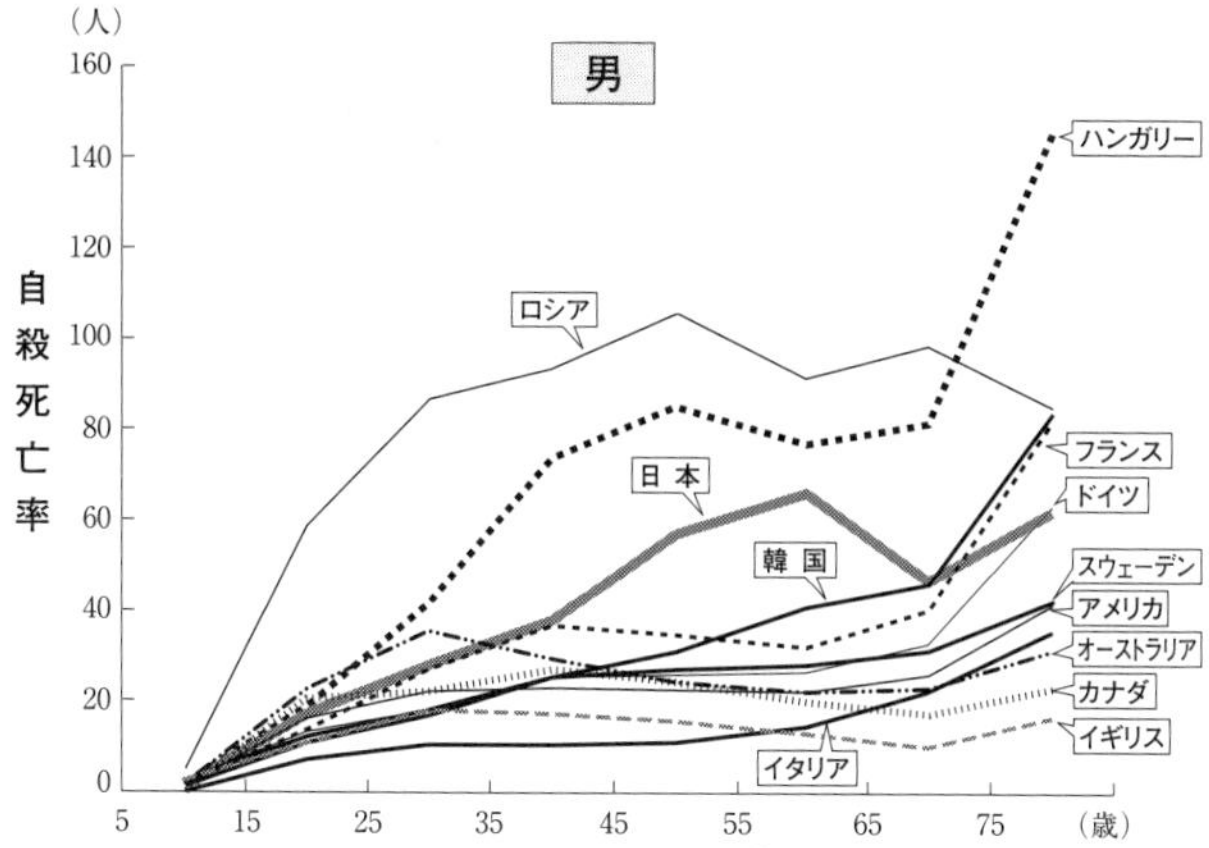


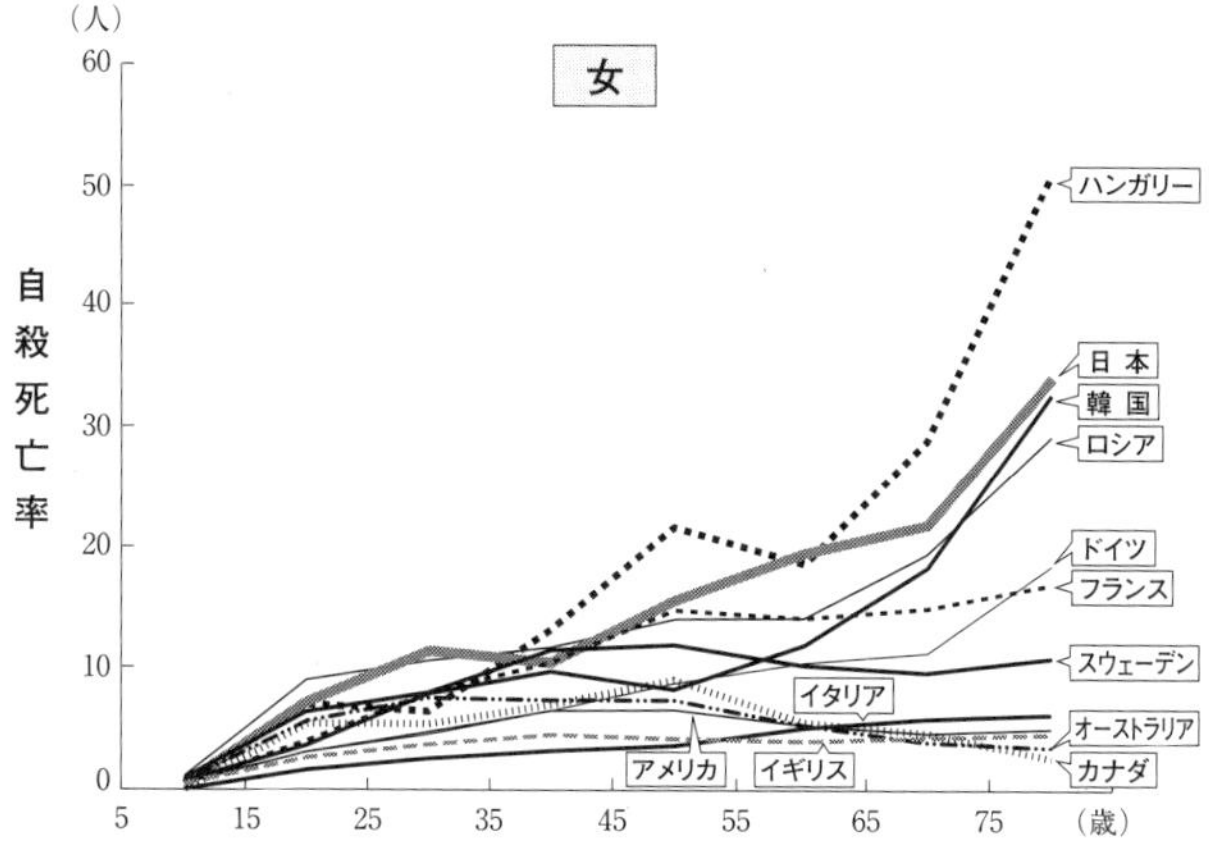


注：カナダ、ハンガリー、韓国、ロシアは2000年の数値
資料：WHO「World Health Statistics Annual 1999, 2000」

# 第六章　なぜ自殺を選択するのか

## ＊「視野狭窄」に陥っていないか

この章では、人が自殺する理由を考えてみたいと思います。第五章でも述べたように、これまで、私自身、何十人もの自殺した患者さんを診察してきましたが、答えを得ることはできていません。それでも、私なりの考えをお話ししたいと思います。

患者さんの自殺を経験した精神科医は、自殺ほど悩み深いものはないと考えています。それは、肉親の死に匹敵するほどのストレスとなります。私も、患者さんが自殺した夜はまず眠れません。そして、精神科医療の限界を痛感するのです。

罪悪感とともに、どうすれば自殺を防げたかと考えると、一〇〇%自殺を防ぐことはできないという一つの結論に達します。すべての患者さんの自殺を防ぐことは現実的には無理です。

実際の研究においても、上述したような自殺のサインはあるのですが、この徴候があれば自殺に直結するというような、確定的なものは存在しないのです。

私なりに自殺した患者さんのことを考えたとき、彼らには「視野狭窄」という共通点があったように感じます。彼らは「決してうつは回復しない」という考えに囚われてしまうのです。

自殺する人は「絶望している」とも言われます。確かに「うつ」の人のなかでも絶望感が強い人が自殺するような印象はあります。「絶望感」こそ「うつ」の自殺の危険因子であるという精神科医もいます。

けれども、どれほど深く絶望していても、数日から一週間ほど経ち、その状況を少しでも違う観点で見られたら、あるいはその状況に対して開き直れたら、自殺の危険性はかなり減弱するでしょう。

すなわち「うつ」によって「視野狭窄」がもたらされるときに「自殺」という危険性が高まると私は考えているのです。

ここでは、「うつ」による「視野狭窄」の状態から脱却できずに自殺に至ったケースと、何度も死のうと思いながら、深い絶望から這い上がったケースを比較しようと思います。

## 五〇歳代男性、Mさんのケース

### ＊きっかけ

Mさんは、五五歳で自殺した男性の患者さんです。私のクリニックを受診してから三カ月後に首を吊って自殺しました。

Mさんは初診のときから「死にたい」と訴えていました。遺書もあり、「自分に生きている価値はない。生きていても会社にも家族にも迷惑をかけるだけだから、自分の意思で死を選択します」と書き記してありました。

まずはMさんの心の軌跡をたどりたいと思います。

Mさんは、昭和二五年に三人兄弟の末子として生まれました。兄が二人います。父親は教師、母親は専業主婦でした。兄二人とMさんは、地元では優秀な兄弟として知られていました。教育熱心な両親のもと、兄弟揃って規範となる学生でした。

長兄は父親同様、教師となり、校長となって定年退職したあと、教育委員会に勤務しています。次兄は地方公務員となり、県庁で要職に就いています。「兄は二人とも真面目で、仕事に対して真摯な人間」だそうです。

Mさん自身は父親の勧めで、地元国立大学の工学部を卒業した後、大手の鉄鋼メーカーに就職しました。高度経済成長の波に乗って、会社は業績を伸ばし、Mさんも同期の出世頭として、四〇歳で課長、四五歳で部長に昇進しました。気配りのできる人という評価をされ、順調に人生を歩んでいるという実感を、Mさん自身も得ていました。

家庭では二人の男の子に恵まれました。真面目な堅物であったため、子どもたちには煙たがられているということでしたが、Mさんは満足していました。

五四歳のとき、当時常務だったMさんは、社長への出世争いに敗れて、関連会社の社長として出向することになりました。それまで会社人間として、休みなく働いてきたので多少の蓄えもあり、子どもたちも大学を出て社会人として働いており、プライドを捨てて出向するのは本意ではないため、Mさんは会社を辞し、しばらく家でのんびりすることにしました。

けれども、趣味は接待ゴルフ程度だったMさんは、休みがあってもなにをしていいのかわかりません。家事も育児も妻にまかせっきりだったこともあり、朝、新聞に目を通すと一日なにもすることがなくなってしまうのです。

Mさんは、しだいに食事のことばかり心配するようになり、妻の行動を逐一、問い質《ただ》すようになりました。妻は、彼女なりに自分自身の生き甲斐を見つけ、手芸サークルの講師をしたり、友人たちとの食事会も率先して催したりしていました。

Mさんは、それまでまったく妻のすることに興味がなかったのですが、自分がこれまで生きてきたのはなんだったのかと自問するようになりました。妻のすることすべてが気になり、自分が暇を持て余しているものだから、ついつい妻の行動をチェックしてしまうのです。そんな自分が情けないと、Mさん自身も考えているのですが、どうしようもありませんでした。

そうこうしているうちに、今度は妻が「もう耐えられない。趣味でもなんでもいいから自分の好きなことを見つけてください」とMさんに言いました。Mさんは憤慨しましたが、妻は「それができないなら家から出て行く」とまで宣言したため、不承不承条件を呑んだのです。

Mさんは、俳句や盆栽などの趣味のサークルや地域のボランティア活動などに、積極的に参加しようとしました。しかし、どうしてもその場に馴染《なじ》めず、充実感も得られず、三カ月もすると嫌気がさして辞めてしまいました。

再び、毎日家にいる生活が始まりました。まるで隠居のような生活でした。

しばらくして長男が結婚することになりました。その結婚式の席順を決めているとき、Mさんは自分になんの肩書きもないことに愕然としました。それがきっかけで、結婚式のことを考えると落ち込むようになったのです。

＊発病

Ｍさんは、将来に対して悲観的になり、テレビを見ていても集中できず、これまで以上に人に会いたくなくなり、すべてのことに興味が失せて、朝刊さえも読む気をなくしました。毎日、外出もせず、一日中ため息をつきながらパジャマで過ごすＭさんを見て、妻は、これはただならないことだと思い、これまでよりも声をかけるようにしました。しかしＭさんは生返事を繰り返すばかりで、まったく無気力です。

妻は、Ｍさんが認知症になったのではないかと考え、検査を受けるよう勧めました。それに対しＭさんは「自分は呆けてなどいない」と怒り、「絶対に病院になど行かない」と主張しました。

しかし、一向に改善の兆しを見せず、無気力でなにも話さないＭさんに対し、二人の息子が帰省して説得し、ようやくＭさんは近くの総合病院を受診したのです。検査の結果は、「おそらく『うつ病』であり、専門的な治療を受けたほうがよい」というものでした。

Ｍさんは「自分は精神病などではない」と言い切り、受診を拒否しましたが、子どもたちや妻に懇願されて、渋々私のクリニックを受診したのです。

初診時、Mさんは、「憂うつな気分がもう数カ月続いている。自分は生きている価値がない。自分の人生は完全な失敗だった。生きていてもこれからはなにもいいことはない。自分が生きていても家族に迷惑をかけるだけだ。なにをしても虚しい。生きていることが悲しい。やる気はまったくしない。ごはんはなにを食べても同じだし味気ない。体が金縛りにあったように動かない。自分はこのままでは無一文になってしまう。眠っても寝た気がしない」などと訴えました。

私はMさんに「うつ病」の説明をし、「Mさんの現在の状態は『うつ』であり、治療が必要である」と伝えました。Mさんは「先生の言っていることはよくわかる。でも私は自分の状態は自分でよくわかっている。先生の熱意は認めるけれど、私は自分の意思で今後を決めたい」と話し、治療継続にはなかなか同意しませんでした。そのときは息子たちと妻に説得され、なんとか服薬と通院には納得しました。

## ＊不安

その後、Mさんは「先生の熱意に負けた。言うとおりに薬も飲むし、通院もする」と話し、症状もしだいに改善していきました。

しかし、私はなかなか不安を拭いきれませんでした。というのも、Mさんは、「死にたいという気持ちはなくなりましたか?」という私の質問に対して、いつもあいまいに微笑んだり、「自分のことは自分で決めたいと思う」「先生はまだ若いし、これからがある。でも私の人生は失敗だった。私に今後できることは家族に迷惑をかけずに死んでいくことです」などと答えたりするのです。

Mさんは生真面目で、嘘はつかない人でした。ですから私は、Mさんが「死にたい気持ちがなくなりました」と言わないことが気になっていました。

三カ月経ち、症状はかなり改善してきたように見えました。長男の結婚式も無事に終わりました。結婚式の翌日に受診したMさんは「ようやく肩の荷が下りました。ここまでこられたのは先生のおかげです」と言いました。私も「これからがMさんの第二の人生ですね」と話していたのです。しかし、その夜、Mさんは首を吊って自殺してしまいました。

## 五〇歳代男性、Nさんのケース

### *きっかけ

Nさんは、現在五二歳の男性です。私のクリニックを受診してから約一年が経ちます。Nさんは、四人兄弟の三番目、次男として生まれました。兄弟が多く、家があまり豊かではなかったので、高校へは進学せず、食べるに困らないだろうということと、甘いものが好きという理由で、お菓子工場に就職しました。

父親は鉄工所に勤務し、母親は内職をして生計を立てていました。「両親とも真面目を絵に描いたような人だった」とNさんは振り返ります。「二人とも夜中まで働いていたのに家は貧乏で、いつもお腹が空いていた」そうです。

Nさんも両親の血を受け継ぎ、人一倍真面目で、そのうえ几帳面で、職場ではリーダー的な役割を果たしていました。部下の面倒見もよく、辛い仕事も嫌な顔をせず率先して引き受けることができる人で、極めて人望は厚かったそうです。

二七歳で見合い結婚し、子どもも二人でき、そろそろ家を新築しようというときに、どうせならこれまでのお菓子作りの経験を生かそうと考え、妻と共にケーキ屋を開きました。

当初はあまりお客さんも来なかったのですが、手作りケーキが評判を呼び、しだいに店は繁盛し始め、その後は順調に売り上げを伸ばしていきました。

子どもたちも父親の背中を見て育ったためか、性格を受け継いだのか、真面目に育ち、N

さんはとても満足していました。思いがけないことに、長男が店を継ぎたいと言い出し、Nさんは非常に喜びました。

しかし、商工組合の友人の店が多額の負債を抱えて倒産し、Nさんは、その友人の連帯保証人になっていたのです。

「息子が後を継いでくれることになり、これまでやってきたことが報われた。少しのんびりして温泉にでもゆっくり浸かりたい」と話していた矢先の出来事でした。

Nさんの店は繁盛していたので、金銭的には多少の余裕はあったのですが、負債金額はあまりにも大きく、店を畳まざるを得なくなりました。友人だからということで、金額を確かめなかったことが災いしたのです。

五〇歳を超えて、ようやく少し余裕を持って暮らすことができると考えていたにもかかわらず、他人の借金で倒産せざるを得ない。まさに青天の霹靂《へきれき》の出来事でした。

**＊発病**

Nさんは非常に落ち込み、食事も喉を通らなくなりました。夜中に目が覚めては悶々とした時間を過ごし、すべてがどうでもいいような気持ちになってしまったのです。

毎日「保証人なんかにならなければよかった。ほんとうに俺はバカな人間だ。生きる価値もない」と訴え続けました。

倒産から三カ月後、Nさんは「みんなに迷惑をかけるから出て行きます」という書き置きを残して、突然家からいなくなりました。家族が慌てて探し、実家の墓参りをしているところを発見されました。

帰宅したNさんは、家族に連れられて私のクリニックを受診しました。初診時、Nさんは「人生に絶望しました。これまで頑張って、それこそ骨身を削って生きてきたのに、保証人の判子一つですべてが無駄になってしまった。これ以上自分が生きている意味はないのです」と、涙ながらに切々と訴えました。

Nさんは「もうどうしようもない、なにもやる気がしない。家族に迷惑をかけているのはすべて自分が悪い。一刻も早く死なせて欲しい」と言います。私が「Nさんの今の状態はうつ病という病気が原因です。だまされたと思って、とにかく薬を飲んで欲しい」と言うと、Nさんは「先生の薬を全部飲めば死ねますか?」と切り出すのです。それでも、「妻が泣くから」と言って、薬は飲み始めました。

二週間に一回の診察時には、決まって「どうやって死のうか考えています。先生は一生懸命に私の病気を治そうと思ってやってくれているけれど、私の病気は保証人のせいだし、これから先の人生になにもいいことなんかないし、絶望している。どうか放っておいてくれ」と言います。

そんな絶望感に苛まれながらも、半年ほど過ぎてからは、少しずつNさんの話の内容が変わってきました。たとえば「家内や息子がうるさいから薬は飲んでいる。先生の顔を立てて来ている」などと、自殺のことを話すよりも、皆が言うからやむを得ず生きているというように、ニュアンスが変わってきたのです。

一年経った現在は、相変わらず「あまりやる気はしない」と言いつつも、「以前やっていたケーキの試作品でも作ろうか」などと、私がびっくりするような発言をしたりします。つい最近では「将来、小さくていいから、もう一度自分の店を持ちたい。息子と同じ厨房に立ちたい」と言うなど、ようやくうつ病が改善してきました。

## ＊なにが「視野狭窄」をもたらすか

Mさんと Nさんは、ともに同年代の男性で、性格も几帳面、真面目という、昔から言われているようなうつ病になりやすいタイプであり、人生半ばで挫折し、人生に絶望し、自分は生きる価値がないと訴えていました。

ではなぜ、Mさんは自殺し、Nさんは這い上がれたのでしょうか。

これに対して、一〇〇%の答えを用意することは、私にはできません。しかし、自殺してしまった受け持ち患者さんたちを振り返ってみると、彼らはどんなに私と長く話していても、自分の考えを曲げないのです。それは「自分は絶対に良くならない」「仮に治ったとしてそれでどうなるというのだ」という考え方です。

Mさんも Nさんも典型的なうつ病で、病気がMさんに死をもたらしたと考えられます。二人ともうつ病によってこの世に「絶望」していました。けれどもMさんは、どれほど私が説得し、家族が宥めすかしても、考え方を変えようとはしませんでした。表面的には結婚式に出席できるまでに回復していましたが、Mさんの心の深い部分には、薬も私の面接も家族の想いも、結局は届かなかったのです。

Mさんの思考には、別の考え方が入り込む余地はなかったのだと私は考えています。そしてこの「視野狭窄」こそが、Mさんを自殺に追いやったものだと、私は確信しているのです。

ただ、「視野狭窄」をもたらしたものが「うつ病」なのか、Mさんの性格なのかはわかりません。おそらく両方ではないかと私は思います。

## *「視野狭窄」に対してできること

それに対してNさんは、懸命に生きてきたにもかかわらず、自分の好意が裏目に出るという想像を絶する不運によって、人生に絶望しました。Mさんと同様、「自分には生きる価値がない」と話していました。

しかし、通院服薬を継続しているうちに、相変わらず意欲の低下は訴えていましたが、私に対して、「先生になにがわかるのか」という態度を見せるようになりました。

これは、Nさんの不運に対する怒りが、私に置き換えられたと考えられます。しかも怒りの表明は、私への心理的な距離が近くなったともいえるのです。世の中に一歩距離を置いていたNさんが、私を媒介として世界に繋がり始めた証です。

Nさんは、憎まれ口を叩きながらも、しだいに私に対して心を開くようになり、それとともに、少しずつではあるけれど家族や社会へ関心が向くようになっていったのです。

NさんとMさんの最大の相違は、Nさんが自分以外の人間——この場合は私ですが——の考え方を受け入れるようになったのに対して、Mさんは、最後まで他人の影響を徹底的に排除していたことです。

では、私たちは、「視野狭窄」に対してなにができるのでしょうか。実際には、これはかなり困難なことだと私は思います。どんな対応の仕方をすれば、Mさんの自殺を防げたのか、私にはわかりません。私は、Mさんが息子の結婚式に向けて回復し、結婚式を無事に終えたことで、安心してしまったのかもしれません。

しかし、このときに細心の注意を払ってMさんに接することは、難しかったとも思うのです。Mさんの回復が私に安心感をもたらし、私自身も一息ついていたからです。Mさんの自殺は「やむを得ない」自殺であり、必然の自殺であったかもしれません。でも、私にとってMさんの自殺は、今でも心の傷ですし、残念でなりません。

現在、私がうつ病の人への接し方で最も大切にしていることは、彼らが「視野狭窄」に陥っていないかどうかを、確認することです。

## ＊「うつ」による自殺は防げるか

上述のように、「うつ」による自殺を促進する最大の因子は「視野狭窄」であると、私は考えています。

では、実際に「うつ」による自殺は防ぐことができるのでしょうか。繰り返しになりますが、私はすべての自殺を防ぐことはできないと考えています。しかし、自殺のリスクを減らすことはできます。

何度も繰り返しますが、自殺者の九割は精神疾患に罹患していますし、そのなかでも六割がうつ病に罹っています。つまり「うつ」の早期発見・早期治療が、自殺数を減らすことにつながるのです。

実証的証拠としては、日本の各地で行われてきた、自治体による「うつ」のスクリーニング（選別）、ハイリスクの人々に対する個別ケア、うつ病の人に対する個別の、そして集団での支援活動による画期的な成果が挙げられます。

最も有名な研究報告として、新潟県東頸城《ひがしくびき》郡松之山町における、老人自殺予防活動があります。

六五歳以上の老人を対象にして行われた松之山町の自殺予防活動の、昭和六一（一九八六）年一一月から平成八（一九九六）年一二月までの結果報告を見てみましょう。

松之山町では、まず「うつ病」のスクリーニングテストによるハイリスク群と、地元医師と保健師の情報によるリスク群を抽出し、精神科医が面接しました。そこで「うつ病」と診断された老人について、地元医師が精神科医の協力を得ながら診療し、保健師が訪問するなどの保健福祉的ケアを行ったのです。自殺の危険性が高いと判断された場合には、危機介入も行いました。

その結果、自殺予防活動以前の一七年間の松之山町の老人自殺率は、一〇万人あたり四三四・六人だったのが、自殺予防活動以後の一〇年間の老人自殺率は、一〇万人あたり一二三・一人へと激減しました。

これは真の意味で画期的な研究報告でした。「うつ」による自殺を減らすことができる可能性を示し、「早期発見・早期治療」が「うつ」治療には効果的であることを、実証したのです。

その一方、活動期間中に「うつ病」と診断された人のなかで、七名は自殺しています。これは精神医学の限界でしょう。松之山町の活動の成果は世界的にも注目されています。その意義が色褪せることはありません。

また、この研究では、「うつ病」と診断された老人の自殺率は一〇万人あたり二〇四二人で、うつ病と診断されなかったハイリスク老人の自殺率の、一〇倍もありました。この数字から、「うつ」が自殺に及ぼす影響は非常に大きいという結論が、導かれます。

これらのことから、「うつ」をできるだけ早く発見できるよう、地域でネットワークを作ることが、どれだけ重要かがわかります。また、家族や周囲の人がなるべく早く「うつ」に気づくよう、正しい「うつ」の知識の普及も急がれます。さらに、それを必要に応じて医療につなげていくことができるシステム作りも、重要です。

「うつ」は自殺と密接に関係しており、「うつ」は自殺のリスクを高めます。しかし早期発見・早期治療によって、一〇〇％ではないけれども、相当数の「うつ」による自殺を防ぐことが可能なのです。

# エピローグ

本書を執筆している間も、不幸にも「うつ」になった人たちが、毎日のように私のクリニックを訪れています。「うつ」だけでなく、パニック障害や社会不安障害、強迫性障害、身体表現性障害、境界性人格障害などになった人たちも、たくさん受診しています。

どうしてこんな時代になってしまったのか。

生きていくだけなら、現代はそれほど難しい時代ではないと、私は思います。ではなぜ、これほど心を病む人たちが増えているのでしょうか。

私が子どもだった頃、昭和四〇年代は、人々は現代のようにあくせくしていなかったような気がします。まだまだみんな貧しくて、私も毎日はお風呂に入れなかったし、卵やバナナがごちそうでした。それでもどこか長閑《のどか》で、楽しかった記憶があります。

悩みも「自分が生きる意味はなにか」という哲学的・人間学的な苦悩であり、世の中に対して、自分の存在価値を確認するような作業でした。私も、自分の存在価値はなんなのかと自分自身に問いかけながら、ある時期、不登校になったのでした。

今、数多く見られるリストカットや解離症状のような、「自分自身の存在そのものを確認する」生存への根源的行為ではなく、「社会に対する自分の価値を確認する」行為であった気がします。

つまり、現代は、以前と比べて自己の存在そのものが揺らいでいる時代だと言えるのではないでしょうか。単純に言えば「生きづらい」、もっといえば「生き続けにくい」時代なのかもしれません。

私たちの想像を絶するような犯罪が起こるのも、時代背景と無縁ではないでしょう。心の病も多様化し、犯罪者の精神鑑定もしだいに難しいものになっている気がします。

「うつ」に関しても、私が精神科医の駆け出しであった頃は、典型的なケースが多かったのですが、最近は「うつ」なのかどうか判断に迷うケースが増えています。価値観の多様化とともに、「うつ」の症状までデフォルメされているようです。

日本も格差社会になってきたと言われていますが、これは単に持つ者、持たざる者という物質的な差だけで、精神的な豊かさのことは含まれていません。つまり、精神的な幸せはないがしろにされているのです。このような時代傾向は、必然的に敗者や弱者を生みだし、結果として、心の病を増加させているのかもしれません。

本書が、心ならずも「うつ」になり、周囲の無理解に晒されながら、それでも懸命に生き続けようとしている人たちの一助になれば幸いです。

最後に、今回も光文社新書編集部の三宅貴久さんにたいへんお世話になりました。この場を借りて感謝いたします。

## 参考文献


『臨床精神医学講座4　気分障害』中山書店、一九九八
『臨床精神医学講座5　神経症性障害・ストレス関連障害』中山書店、一九九七
大野裕『「うつ」を治す』ＰＨＰ新書、二〇〇〇
大野裕『こころが晴れるノート』創元社、二〇〇三
大野裕『「うつ」を生かす』星和書店、一九九〇
American Psychiatric Association 著、高橋三郎、大野裕、染矢俊幸訳『ＤＳＭ－Ⅳ－ＴＲ　精神疾患の分類と診断の手引』医学書院、二〇〇二
磯部潮『人格障害かもしれない』光文社新書、二〇〇三
磯部潮『体にあらわれる心の病気』ＰＨＰ新書、二〇〇一
うつ・気分障害協会編『「うつ」からの社会復帰ガイド』岩波アクティブ新書、二〇〇四
高橋祥友『自殺の心理学』講談社現代新書、一九九七
高橋祥友『仕事一途人間の「中年こころ病」』講談社＋α新書、二〇〇一
高橋祥友「社会構造の変化と高齢者の自殺」精神医学43（6）、二〇〇一
高橋祥友「過労自殺　法的・精神医学的視点からの一考察」最新精神医学6（4）、二〇〇一
高橋祥友「患者の自殺に精神科医はどう対処すべきか」精神科治療学16（6）、二〇〇一
大原健士郎『「生きること」と「死ぬこと」』朝日新聞社、一九九六
Ｇ・Ｏ・ギャバード著、大野裕監訳『精神力動的精神医学　臨床編　Ⅰ軸障害』岩崎学術出版社、一九九七

筒井末春『うつと自殺』集英社新書、二〇〇四
野村総一郎『もう「うつ」にはなりたくない』星和書店、一九九六
デビッド・D・バーンズ著、野村総一郎・夏刈郁子・山岡功一・成瀬梨花訳『いやな気分よ、さようなら』星和書店、一九九〇
日本精神神経科診療所協会誌153号Vol.11No.1、二〇〇五
「うつ病治療の最前線」こころの科学97、日本評論社、二〇〇一
「うつに気づく」こころの科学125、日本評論社、二〇〇六
日本医師会雑誌第124(1)、日本医師会、二〇〇〇
阿部亮、塩入俊樹、西村明儒、主田英之、染矢俊幸「精神科受診歴の有無による自殺者の特徴」総合病院精神医学Vol.16No.3
厚生労働省『自殺死亡統計の概況　人口動態統計特殊報告』二〇〇五
厚生労働省「うつ対応マニュアル」二〇〇四
辻敬一郎、田島治「抗うつ薬によるactivation syndrome」臨床精神薬理8(11)、二〇〇五
加藤敏「現代日本におけるうつ病の自殺とその予防」精神神経学雑誌107(10)、二〇〇五
高橋邦明、内藤明彦、森田昌宏、須賀良一、小熊隆夫、小泉毅「新潟県東頸城郡松之山町における老人自殺予防活動」精神神経学雑誌100(7)、一九九八
古川壽亮「うつ病とは」現代医学Vol.48No.1、二〇〇〇
柴田敬祐、北林百合之介、成本迅、福居顯二「高齢者うつ病の予後」精神科治療学20(10)、二〇〇五

山本英樹、三村將、上島国利「鑑別困難例に対する初期治療とその対応――うつ病の場合」精神科治療学20（10）、二〇〇五
中村祐「鑑別困難例に対する初期治療とその対応――痴呆症（認知症）の場合」精神科治療学20（10）、二〇〇五
張賢徳「自殺既遂者中の精神障害と受診行動」日本医事新報No.３７８９、一九九六
張賢徳「自殺の実態に関する心理学的剖検のあり方に関する研究」平成16年度厚生労働科学研究費助成金（こころの健康科学研究事業）自殺の実態に基づく予防対策の推進に関する研究

**「いそベクリニック」**ご案内
診療科目：神経科・心療内科
TEL：0567-94-1531
FAX：0567-94-1532
E-mail：isobe-clinic@medical.email.ne.jp
住所：愛知県海部郡蟹江町蟹江本町チノ割 24-3 第 26 オーシャンプラザ 3F
※近鉄蟹江駅から徒歩 1 分以内。
※休診日、診療時間につきましては、直接お問い合わせください。

平成 18（2006）年 4 月から、東京でも診療を行います。

**「大井町こころのクリニック」**ご案内
診療科目：神経科・心療内科
TEL：03-5742-2225
FAX：03-5742-2226
E-mail：oimachi-kokoro@hyper.ocn.ne.jp
住所：東京都品川区大井 1-49-12 ライオンズマンション大井 202 号
※ JR 京浜東北線大井町駅徒歩 2 分、りんかい線大井町駅徒歩 2 分、東急大井町線大井町駅徒歩 3 分。
※休診日、診療時間につきましては、直接お問い合わせください。

**磯部潮**（いそべうしお）
1960年三重県生まれ。名古屋市立大学医学部卒業。医学博士。臨床心理士。現在、いそベクリニック院長、東京福祉大学教授、愛知県教員組合メンタルヘルス顧問医。2006年４月より東京都品川区「大井町こころのクリニック」非常勤医師。専門は身体表現性障害、ひきこもりや不登校などの思春期・青年期の精神病理など。著書に『体にあらわれる心の病気』『不登校を乗り越える』（以上、ＰＨＰ新書）、『「ひきこもり」がなおるとき』（講談社＋α新書）、『普通に生きられない人たち』（河出書房新社）、『人格障害かもしれない』『発達障害かもしれない』（以上、光文社新書）。

「うつ」かもしれない　死《し》に至《いた》る病《やまい》とどう闘《たたか》うか

2006年４月20日初版１刷発行

著　者 ── 磯部潮
発行者 ── 古谷俊勝
装　幀 ── アラン・チャン
印刷所 ── 萩原印刷
製本所 ── 関川製本
発行所 ── 株式会社光文社
東京都文京区音羽1-16-6（〒112-8011）
電　話 ── 編集部03(5395)8289　販売部03(5395)8114
業務部03(5395)8125
メール ── sinsyo@kobunsha.com


ISBN 4-334-03350-4

光文社新書

233 不勉強が身にしみる 学力・思考力・社会力とは何か 長山靖生
234 20世紀絵画 モダニズム美術史を問い直す 宮下誠
235 駅伝がマラソンをダメにした 生島淳
236 古典落語 これが名演だ！ 京須偕充
237 「ニート」って言うな！ 本田由紀 内藤朝雄 後藤和智
238 日中一〇〇年史 二つの近代を問い直す 丸川哲史
239 「学び」で組織は成長する 吉田新一郎
240 踊るマハーバーラタ 愚かで愛しい物語 山際素男
241 99・9％は仮説 思いこみで判断しないための考え方 竹内薫
242 漢文の素養 誰が日本文化をつくったのか？ 加藤徹

243 「あたりまえ」を疑う社会学 質的調査のセンス 好井裕明
244 チョムスキー入門 生成文法の謎を解く 町田健
245 指導力 清宮克幸・春口廣 対論 松瀬学
246 馬を走らせる 小島太
247 旬の魚を食べ歩く 斎藤潤
248 自分のルーツを探す 丹羽基二 鈴木隆祐
249 ネオ共産主義論 的場昭弘
250 「うつ」かもしれない 死に至る病とどう闘うか 磯部潮
251 神社の系譜 なぜそこにあるのか 宮元健次
252 テツはこう乗る 鉄ちゃん気分の鉄道旅 野田隆